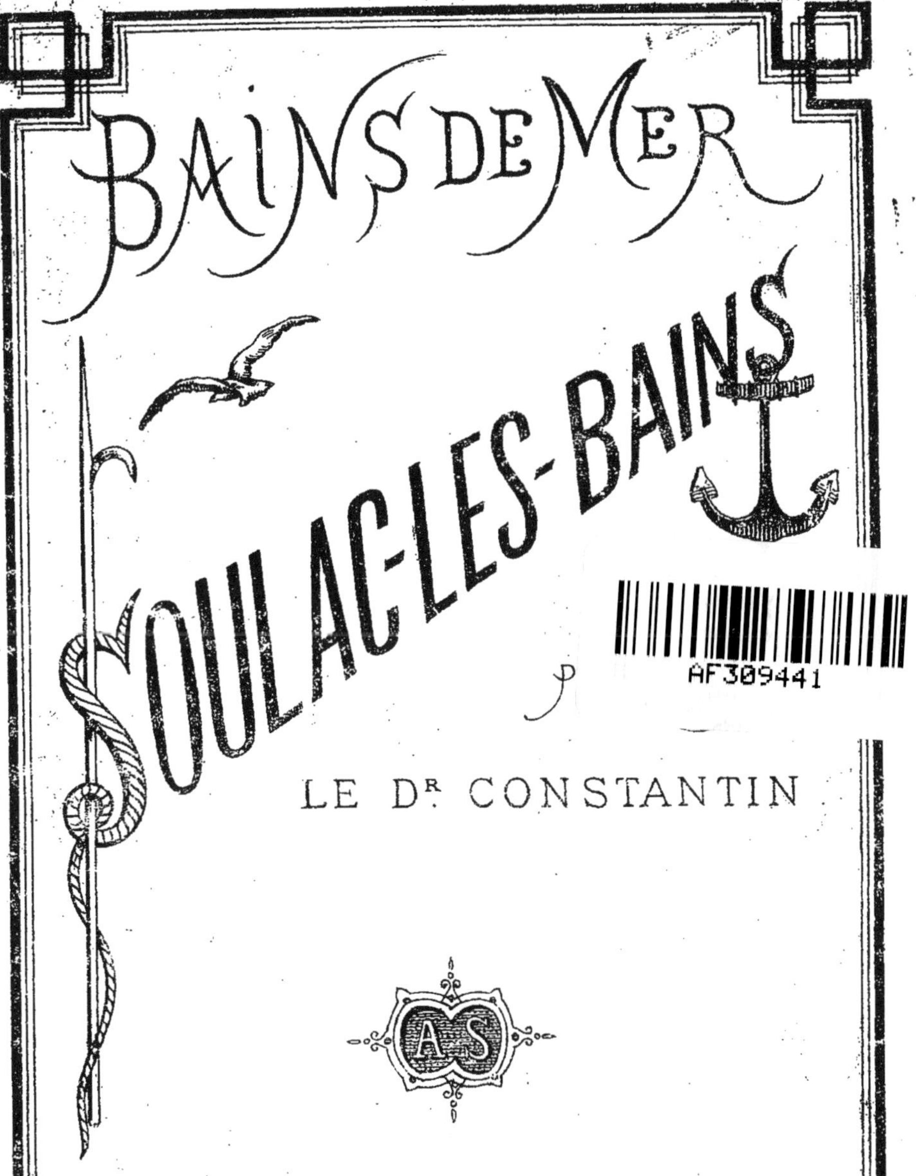

LE Dᴿ CONSTANTIN

PARIS

LIBRAIRIE SCIENTIFIQUE, AGRICOLE ET MILITAIRE

ANDRÉ SAGNIER, ÉDITEUR

9, RUE VIVIENNE, 9

(Entre le Palais-Royal et la Bourse)

1876

SOULAC-LES-BAINS

SOULAC-LES-BAINS

PAR

LE Dr CONSTANTIN

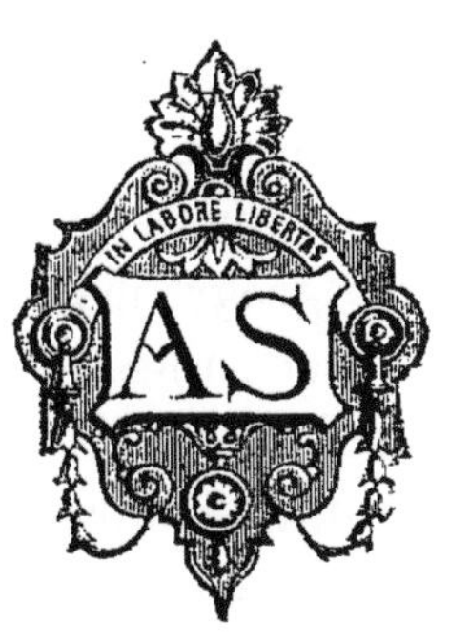

PARIS

LIBRAIRIE SCIENTIFIQUE, AGRICOLE ET MILITAIRE

ANDRÉ SAGNIER, ÉDITEUR

9, RUE VIVIENNE, 9

(Entre le Palais-Royal et la Bourse)

—

1876

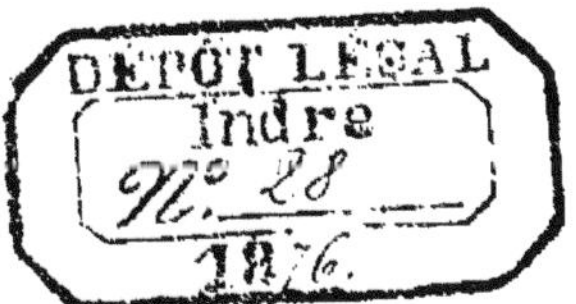

CHAPITRE PREMIER.

LA MER.

CONSIDÉRATIONS GÉNÉRALES.

Étendue de la mer. — Modifications qui se produisent dans ses limites et jusque dans son sein. — Contrées et villes jadis florissantes et submergées aujourd'hui. — Phénomène des marées. — Phosphorescence. — Propriétés physiques de l'eau de mer. — Analyse chimique. — Sentiments qu'inspire la vue de la mer.

'ENSEMBLE des eaux salées qui baignent les continents et les îles ne forment, à proprement parler, qu'une seule mer dont l'étendue occupe plus des trois quarts de la surface terrestre.

Les limites que les géographes s'efforcent vainement d'assigner à la mer subissent des modifications lentes mais constantes.

Tel continent s'accroît, tel autre perd chaque année quelque parcelle de terrain.

Ici une île émerge, là une autre disparaît tout à coup.

Que faut-il pour amener de pareils résultats ?

Le mouvement de la masse liquide plus lent en un point, plus rapide sur un autre, un boursouflement ou un retrait de la croûte terrestre sous l'influence des feux centraux, le travail patient d'obscurs petits êtres : les Madrépores.

En dehors de ces changements qui s'exécutent tous

les jours, presque sous nos yeux, et qui suffiraient à eux seuls pour nous faire comprendre — surtout si l'on considère l'âge du monde et le minime espace de terre laissé à nu par les eaux — que le lit de la mer, sans cesse déplacé, a dû occuper à tour de rôle les différents points du Globe terrestre, en dehors de ces changements, disons-nous, il s'est passé une série de révolutions dont les effets ont été brusques et plus ou moins étendus.

Les géologues constatent partout des perturbations profondes et subites auxquelles notre planète a été en butte.

Que de contrées jadis fertiles et peuplées, que de villes florissantes sont aujourd'hui submergées ! Dans le détroit de Gibraltar, là où des vaisseaux de haut bord passent tranquillement, on retrouve encore debout les colonnes du temple d'Hercule ; en face de Soulac, par une mer calme, les pêcheurs reconnaissent facilement les vestiges des murs de l'antique Noviomagus.

D'autre part, des montagnes très-élevées attestent par des témoignages irrécusables, par de profonds dépôts de coquillages marins, d'algues et de poissons pétrifiés, que la mer les a recouvertes pendant de longs siècles.

Autre observation curieuse. En fouillant le sol, on retrouve, sur une étendue parfois très-considérable, plusieurs couches superposées contenant les unes des fossiles marins et les autres des fossiles fluviatiles : l'eau salée et l'eau douce ont baigné ces régions alternativement, pendant des périodes d'une durée variable.

L'eau de la mer n'est jamais absolument tranquille.

Légèrement agitée par l'air, elle présente ces ondulations grâcieuses connues sous le nom de lames ; sous un souffle plus puissant, ce sont des flots, puis des vagues qui peuvent atteindre une grande hauteur, à l'époque des tempêtes.

Tous les jours des oscillations régulières se produisent dans la masse liquide. Elles se répètent deux fois par jour. Pendant six heures et quelques minutes, les eaux s'élèvent graduellement et s'étendent sur le rivage : c'est le *flux*. Arrivées à leur point culminant, elles restent stationnaires, durant un quart d'heure environ, puis elle s'abaissent peu à peu, et se retirent pendant un temps égal à celui qu'elles ont mis à leur montée : c'est le *reflux*.

Ce phénomène, connu sous le nom de marée, auquel échappent les mers dites intérieures ou Méditerranées qui ne se trouvent reliées au Grand Océan que par des bras de mer resserrés, s'accomplit sous l'influence des corps célestes, et principalement de la Lune. Il est facile, par suite, d'en préciser l'heure et le degré.

L'eau de la mer vue en masse est d'un vert glauque dans l'Océan. A l'approche des orages elle présente une teinte sombre, plombée, qui passe au jaune terreux après la tempête. A certains moments, et par l'effet de causes encore mal déterminées, elle devient phosphorescente. Cet éclat brillant serait dû, d'après quelques auteurs, à la présence de petits Mollusques ou de Zoophytes phosphorescents, au simple frai du poisson d'après M. de Tessan, à un phénomène purement électrique d'après d'autres.

Généralement, quand on la puise dans un verre blanc, elle paraît incolore, transparente. Sa saveur est amère, salée et nauséabonde. Elle n'est pas potable, elle ne dissout pas le savon et, par suite, se trouve impropre aux usages domestiques. Elle se décompose facilement et subit par le transport une altération notable. Sa densité est supérieure à celle de l'eau douce ; ce qui explique la facilité plus grande de la natation en mer qu'en rivière. Sa température qui monte et baisse un peu avec la marée est d'ailleurs assez constante, car elle ne varie guère qu'entre 15 et 20 degrés.

Plusieurs sels, et surtout le chlorure de sodium ou sel de cuisine, existent en dissolution dans l'eau de mer. Ces sels, toujours les mêmes dans leur nature, sont variables dans leurs proportions, suivant les diverses latitudes.

Voici, d'après Malaguti, l'analyse comparative de l'eau de mer de l'Océan et de la Méditerranée :

Eau de mer : 1 litre.

	Océan.	Méditer.
Chlorure de sodium	25.10	27.22
— de potassium	0.50	0.70
— de magnésium	3.50	6.14
Sulfate de magnésie	5.78	7.02
— de chaux	0.15	0.15
Carbonate de magnésie	0.18	0.19
— de chaux	0.02	0.01
— de potasse	0.23	0.21
Eau et pertes	964.54	958.36
	1000.00	1000.00

Dans ce que Malaguti classe à l'article eau et pertes, MM. Bouillon-Lagrange et Vogel ont trouvé une grande quantité de gaz acide carbonique.

	Océan.	Méditer.
Acide carbonique..........	$0^l\,230$	$0^l\,110$

Cette différence de plus de moitié en faveur du premier, nous donne une idée de la supériorité digestive de l'eau de l'Océan administrée à dose médicamenteuse.

En opérant sur des quantités plus considérables de liquide, l'analyse nous révèle la présence de plusieurs autres substances, telles que l'hydrochlorate d'ammoniaque, de chaux et de magnésie, l'iode, et enfin le brôme que M. Balard a découvert dans l'eau de mer combiné au magnésium.

La mer offre à celui qui la voit pour la première fois comme une surprise inattendue. A son aspect, on éprouve autant de terreur que d'admiration. Ces deux sentiments se produisent presque simultanément, mais suivant les sujets, tantôt c'est l'un, tantôt c'est l'autre qui prédomine. Toujours est-il qu'en face de cette immensité sans bornes, l'âme se sent élevée, et que l'esprit le plus léger, saisi par la grandeur du spectacle, devient grave sur-le-champ, et se recueille.

Peu à peu, on se familiarise avec elle ; puis on l'aime. On la contemple dans son calme majestueux, on la loue dans ses caprices infinis, on s'extasie devant ses fureurs écumantes. O Mer ! nous comprenons la passion que tu inspires à certaines natures.

Nous comprenons que loin de toi le marin éprouve toutes les douleurs de l'exil, la nostalgie même. N'es-tu pas sa patrie? Que dis-je sa patrie, tu es et tu seras toujours sa maîtresse aimée, toi qui l'as si souvent bercé sur ton sein, l'endormant au monotone refrain de ta voix sublime.

Pourtant quels tableaux terrifiants elle nous montre parfois! Alors l'effroi reparaît dans le cœur de ses admirateurs les plus fervents.

Nous l'avons éprouvé nous-même un jour où nous nous trouvions au bord du golfe de Gascogne, en face de cette mer houleuse et si féconde en naufrages.

Des navires au loin luttaient contre les vagues et les vents en furie, tandis qu'à nos pieds des épaves sans nombre affirmaient les dangers courus sur ces parages redoutables. Nous nous rappelâmes mélancoliquement les vers d'Horace :

> Illi robur et æs triplex
> Circa pectus crat qui fragilem truci
> Commisit pelago ratem
> Primus.........

Oui, il fut audacieux l'homme qui le premier osa, sur un léger exquif, affronter les fureurs des flots. Mais quel profit et quelle gloire devaient récompenser sa gloire et son courage !

La mer recélait tant de trésors.

Laissons, du reste, Jonathan Franklin, le savant et modeste philosophe américain, répondre au poëte de Rome.

« Ce n'est pas comme un fonds de ressources inépuisables pour nos besoins matériels, c'est aussi comme éducation du sentiment moral que nous devons honorer l'Océan. Combien l'intelligence humaine a-t-elle gagné à exploiter la mer! Combien de facultés l'homme a-t-il déployées en luttant contre elle! Combien d'habileté, de force, le puissant abime des eaux a-t-il exigé de notre race, et cela sous peine de mort! Combien de lumière, d'expérience et de sagesse il nous a fallu acquérir avant que nous puissions blanchir sa surface de nos voiles déployées, la couper dans toutes les directions avec la quille de nos vaisseaux, explorer les côtes dentelées de criques et de promontoires, franchir les gouffres sans fond, changer l'Atlantique en un chemin de fer! En vérité, il y a quelque chose de plus beau que la mer elle-même, et cette chose est encore son ouvrage: le génie qu'elle a développé chez ceux qui ont tenté ses vagues, jusqu'au jour où ils ont été à même de poser leur main sur sa crinière, de calculer comme un problème d'algèbre, le cercle annuel de ses tempêtes soumises, elles aussi, à un mouvement de rotation, à un ordre, comme les comètes et les astres. »

Qu'est-il advenu? Les eaux sont sillonnées en tous sens par des vaisseaux de toutes dimensions. Des peuples, entre lesquels la nature semblait avoir établi une barrière infranchissable, se tendent la main, échangent leurs produits.

La mer n'a plus de secrets pour l'homme. Après lui avoir donné le sel qui rend fort, elle ouvre à ses fantaisies son riche écrin d'ambre gris, de corail et de perles ; elle offre à son appétit des mets variés: poissons délicats et mollusques charnus. Saluons en passant l'huître appétissante, mais n'oublions pas le modeste et utile représentant de la famille des gades : la féconde morue. Sa chair desséchée et salée est expédiée dans les contrées les plus lointaines, où elle pénètre jusque dans la plus humble chaumière ; son foie pressuré donne cette huile précieuse où la mer semble avoir concentré ses principales vertus.

CHAPITRE II.

BAINS DE MER.

L'Hydrothérapie. — Son ancienneté. — Les Bains de Mer
sont d'origine récente. — Les Anglais ont les premiers
reconnu et éprouvé leurs bons effets. — Des causes de la
vertu curative des Bains de Mer. — Depuis quelques
années, la France s'engage à son tour dans la bonne
voie. — Principales stations balnéaires du golfe de
Gascogne: Biarritz, Arcachon, Royan et Soulac.

'HYDROTHÉRAPIE a été fort en honneur chez
les Romains. L'histoire raconte qu'Auguste
dut au seul usage des bains froids la guérison d'une affection catarrhale très-grave.

Néanmoins, employés souvent dans des conditions
inopportunes, ces bains entraînèrent des accidents
qui ralentirent tout d'abord le zèle de leurs partisans ;
et, ce ne fut que lorsque Asclépiade eut fait connaître
leur mode d'action, leurs indications principales et
les règles à suivre dans leur emploi, que cette pratique
se généralisa. S'il faut en croire Pline, Rome n'eut
pas d'autre médecine pendant près de six cents ans.

Mais les Romains se plongeaient dans l'eau froide
des baignoires, soit dans leurs propres maisons, soit
en se rendant dans les établissements publics connus

sous le nom de Thermes dont quelques-uns subsistent encore, et attestent, par leurs proportions monumentales, la grandeur et la magnificence de ce peuple.

Mais on ne saurait affirmer, d'une manière certaine, qu'ils aient jamais usé des bains de mer en tant que moyen thérapeutique.

Corrompus par le luxe, amollis par la civilisation même, ils méconnurent l'extrême ressource qu'offrait à leur race déjà bien affaiblie cet Océan qui, presque partout, servait de bornes à leur empire.

Auraient-ils puisé dans son sein assez d'énergie pour retarder l'heure de la décadence commençante? On est porté à l'admettre.

Pour leur compte, les Anglais, nos voisins, semblent l'avoir ainsi compris.

A la fin du siècle dernier, Albion jette un premier cri d'alarme: « La noblesse dégénère, la noblesse se meurt. » Des fils de lords, maltraités par la nature, étalent partout leurs conformations disgracieuses, leurs infirmités précoces. Ceux qu'épargnent encore le rachitisme et la scrofule sont pour le moins chétifs et anémiques? Que faire?

Depuis longtemps Russell avait écrit un livre sur l'usage de l'eau de mer dont il signalait les bienfaits. Après lui plusieurs médecins anglais avaient dirigé leurs études sur la même question, et étaient arrivés aux mêmes conclusions. A son tour Buchan venait de publier ses « *Observations pratiques sur les bains de mer* » dans lesquelles, tout en reconnaissant la gravité du mal, il proclamait bien haut la puissance du remède.

La question posée était résolue.

On a hâte de suivre les conseils inspirés par la science, et bientôt les côtes de l'Angleterre deviennent le rendez-vous d'une foule de baigneurs. Nobles d'abord, puis bourgeois et prolétaires ensuite, tous vont se retremper à la source de vie.

On se plonge dans la mer, on en boit l'eau, on en respire l'air. Les divers points du littoral que l'on fuyait jadis, avec une sorte d'effroi, deviennent des centres de *great attraction*. Des villas maritimes s'élèvent partout ; c'est que si l'on s'était contenté tout d'abord de venir, par intervalles, aux plus beaux jours de l'année, aspirer la brise marine, on veut aujourd'hui dilater ses poumons au souffle même de la tempête, s'immerger en plein cœur d'hiver.

Quels résultats incomparables ! Cinquante ans sont à peine écoulés, et la race affaiblie s'est relevée. Ce qui auparavant était la règle, devient l'exception. L'eau de mer a refait des muscles atrophiés, durci des peaux bouffies et flasques, cicatrisé des plaies hideuses, rectifié des incurvations choquantes, si bien qu'il n'y paraît rien aujourd'hui, et que, même au point de vue purement anthropologique, la race des lords tend à devenir irréprochable.

Comment expliquer ces effets merveilleux des bains de mer ?

Ils sont dus à des causes multiples que l'on retrouve dans les diverses conditions de l'atmosphère marine et de l'eau de mer elles-mêmes.

L'air pur des côtes, la température de l'eau de mer, son agitation et enfin ses principes minéralisateurs sont celles qui doivent être portées au premier rang.

L'atmosphère marine ne présente pas ces variations

brusques qui se rencontrent sous tous les climats dans l'intérieur des terres, et l'air qui la compose, sans cesse renouvelé et rafraîchi par la brise, est plus pur, plus dense et plus oxygéné. De là, sa grande puissance vivifiante.

En outre, il contient des particules salines où l'on reconnaît la plupart des principes qui se trouvent en dissolution dans l'eau de la mer. Cette particularité, probablement due à ces légères bulles semi-liquides qui s'élèvent au-dessus de l'écume des vagues, et que le vent balaie toutes cristallisées vers la plage, cette particularité, dis-je, donne à l'air des côtes une véritable influence curative.

Température plus uniforme, air plus pur, plus riche en oxygène et chargé de principes salins : telles sont les conditions avantageuses qu'offre l'atmosphère marine, et qui deviennent parfaites lorsque, comme sur la plupart de nos plages de l'ouest, le côté de la terre est protégé par l'épais rideau des forêts de pins.

Le bain de mer étant un bain froid, on éprouve en rentrant dans l'eau une impression pénible, avec frissons, spasmes ; la respiration est précipitée, saccadée ; après quelques secondes, cet état se dissipe, et l'on ne ressent plus en général qu'une agréable fraîcheur.

Si l'on prolonge trop le bain, les frissons reparaissent, et la *réaction* ne s'opère que difficilement.

L'immersion froide contracte subitement les tissus superficiels. Les petites veines qui rampent entre les mailles du derme et dans le tissu cellulaire sous-cutané, diminuant de calibre, refoulent le sang qu'elles contiennent vers les organes centraux. Ceux-ci, et notamment le cœur, stimulés par l'afflux de cette grande quantité de sang, entrent dans une activité vitale extraordinaire, et tendent, à leur tour, à repousser vers la périphérie l'ondée sanguine que vient de leur envoyer en excès le *coup de fouet initial.*

Efforts de résistance de l'organisme, expansion des liquides vers la surface du corps, réchauffement de ce corps par les seules ressources de son calorique propre : telle est la série de phénomènes qui constituent la réaction.

La bonne réaction retentit sur la totalité des fonctions. Une douce chaleur se répand du côté de la peau qui manifeste sa vitalité par son coloris. Un sentiment de bien-être vous envahit tout entier. Vous aspirez la vie par tous les pores.

Le sens nutritif éveillé le premier donne à l'estomac une énergie nouvelle, grâce à laquelle les aliments sont mieux élaborés ; les poumons plus dégagés, imprégnés d'air pur, permettent au sang de se reconstituer, et d'acquérir un haut degré de calorisation ; les sécrétions se régularisent et se partagent le travail d'épuration de l'économie humaine ; les forces s'augmentent, la sensibilité se tempère, et enfin l'harmonie générale s'établit.

Que d'engorgements, que de sécrétions morbides entretenues par un vice de nutrition, ou par un manque de tonicité, se fondent alors et disparaissent à jamais !

L'agitation de l'eau n'est pas étrangère à ces grands résultats. Les secousses continuelles qu'elle imprime à la masse du corps, et que l'on peut diriger à son gré vers un point déterminé, préparent et augmentent les bénéfices de la réaction.

Les douches artificielles, et même le massage, ne sont après tout qu'une pâle imitation de la vague.

A ces actions diverses, ajoutons celle que peut exercer sa minéralisation. Celle-ci permet de classer l'eau de mer parmi les eaux minérales muriatiques, dont elle ne se distingue, du reste, que par l'extrême richesse de ses sels, et par la présence de deux précieux agents médicamenteux : le brôme et l'iode.

Les bains d'eau de mer peuvent s'employer chauds. Il est même nécessaire de les prendre tels dans certaines affections, mais le plus souvent, on en use comme d'un moyen préparatoire au bain ordinaire pour les personnes d'une complexion délicate.

Dans certains cas que nous déterminerons plus loin, on verra qu'il y a parfois avantage à ajouter à l'eau du bain un peu de cendres de varechs, ou autres algues marines contenant du brôme et de l'iode ; ces cendres augmentent d'une manière notable les propriétés salutaires du bain d'eau de mer chaud, et fournissent au médecin l'occasion de satisfaire à des indications spécialement importantes.

Les bains de sable chauds, employés sur la plage même, rendent aussi quelques services.

Notons que leur action est complétement modifiée suivant leur état hygrométrique. En effet, le bain de sable *chaud et humide* favorise les congestions locales, tandis que le bain de sable *chaud et sec* les combat.

Un mot enfin des divers modes d'administration de l'eau de mer. Elle peut être employée en douches ou simples aspersions, en lotions, en injections, en gargarismes, etc.

Prise à l'intérieur, elle est purgative et anthelmintique à haute dose, tandis qu'à petite dose elle est simplement apéritive. Néanmoins on ne devra en user de cette façon qu'avec discernement, c'est-à-dire que d'après un avis éclairé.

A l'exemple de l'Angleterre, mais depuis quelques années seulement, la France apprécie l'importance des bains de mer. Des stations balnéaires se sont établies tout d'abord sur les côtes brumeuses de la Manche, puis sur celles du nord-ouest de l'Océan en même temps que sur le littoral de la Méditerranée, et en dernier lieu sur les vastes plages du golfe de Gascogne. Signalons rapidement les principales stations qui embellissent cette région méridionale : Biarritz, Arcachon, Royan, et entre ces deux dernières, Soulac-les-Bains, petite encore, mais ne demandant qu'à devenir grande tout comme ses sœurs aînées.

Biarritz.

Biarritz est une station pleine de magnificences. Des établissements complets renferment tout ce que le perfectionnement balnéaire comporte ; des hôtels luxueux offrent aux baigneurs le confortable des grandes cités ; des villas princières étalent, tout le long de la côte, les aspects variés d'une architecture riche et gracieuse.

Rien ne manque à Biarritz, si ce n'est une plage, et pourtant Biarritz déclare en avoir trois. On se baigne en effet sur trois points différents, mais le moins dangereux d'entre eux exige la présence constante d'un guide-baigneur.

Aussi Biarritz, malgré ses charmes artificiels, ne peut espérer de s'accroître, d'autant plus que la chute de l'Empire, dont il était une création, lui a porté un de ces coups dont il est difficile de se relever.

Arcachon.

Quel contraste entre la mer furieuse et inabordable de Biarritz et le paisible étang où Arcachon se mirerait volontiers, n'était le clapotement habituel de petits flots limoneux qui en rident et ternissent la surface.

Légère, coquette et fleurie, Arcachon est une vraie merveille où l'art se marie avec grâce à la nature.

L'eau calme de son bassin convient admirablement aux personnes trop débiles pour affronter la grande vague, et permet en même temps des promenades nautiques exemptes de tout péril. Arcachon est l'école primaire du baigneur à la mer.

Avec quelque aigreur, on reproche à sa plage d'être fréquemment recouverte d'une grande quantité d'algues. Qu'on se rassure ; si l'aspect de ces débris marins peut affliger l'œil, leurs émanations sont inoffensives.

Une critique plus juste qu'on est en droit d'adresser à cette ville, d'ailleurs charmante, c'est son invasion toujours croissante par les moustiques et les petites dames.

Moustiques et petites dames ! Deux êtres qui ont tant de traits communs, mais qui se différencient en ce que l'un naît de la fange et que l'autre y vit.

Dans son propre intérêt, il faut qu'Arcachon y songe ; il faut qu'il trouve un moyen de mettre ses visiteurs à l'abri de leurs trop cuisantes attaques.

Royan.

Une bonne petite ville de province qui, parce qu'elle a un port minuscule à l'entrée de la Gironde, se croit permis de jouer au bain de mer, et prend son rôle au sérieux.

Il est de fait qu'à la belle saison, quelques hobereaux saintongeois, tant mâles que femelles, y compris les petits enfants, vont régulièrement à la Grande-Conche se tremper dans une eau jaunâtre..... et sans doute confuse de tant d'honneur. Il n'est pas moins exact que dans le groupe indigène, se rencontrent quelques étrangers fourvoyés.

Ah ! nous dira-t-on, pourquoi prendre Royan à partie ? tant de stations balnéaires se trouvent dans le même cas. — Je le sais bien, grands Dieux ! et c'est là le mal. Il faut que le public sache qu'en se rendant à ces prétendus bains de mer, établis à l'embouchure des rivières, il est victime d'une véritable mystification.

Qu'on ne dise pas que non ! Analysez un litre d'eau puisée dans une station de ce genre, et comparez avec la même quantité de liquide puisé en un point de la côte éloigné de tout cours d'eau, à Soulac, par exemple.

Cette petite opération faite, vous vous rallierez sans conteste à notre opinion.

Pourrait-il en être autrement ?

L'eau douce du fleuve arrive en masse et se mêle à l'eau de mer dont elle atténue les propriétés en proportion de son mélange. De plus, le jusant agissant en sens inverse du flot, tend à neutraliser l'effort de ce dernier et à immobiliser la vague. Ce n'est pas tout encore, le fleuve arrive à son embouchure char-

riant tous les détritus animaux et végétaux, tous les
liquides impurs qu'il a reçus depuis sa source : eaux
ménagères, eaux de vidange, etc., etc. Autant de conditions aussi dignes d'attirer le poisson que de faire
fuir le baigneur.

Ainsi, que Royan reprenne sa *boussole,* qu'il con-
centre toutes ses forces vives au développement de son
port de mer. C'est là sa destinée ; elle n'est point à
dédaigner.

Mais qu'il y songe, d'autant plus qu'un jour est
proche où il aura à lutter avec son vis-à-vis, le Verdon.

Arrivons maintenant à Soulac-les-Bains, la vraie,
la bonne station balnéaire du golfe de Gascogne,
située en Bas-Médoc, à 8 kilomètres au sud de la
Pointe de Graves.

CHAPITRE III.

SOULAC-LES-BAINS

Historique. Ruine d'une ancienne ville. — La Passe du Sud.
Ensevelissement de Soulac sous la dune. — L'antique
basilique de Soulac. — Ressources qu'offre la ville. —
Constructions nouvelles, câlets, hôtels, restaurants,
cafés, jardin d'agrément, journal de Soulac. — La plage
sans rivale. — Splendide panorama. — Les *Baïnes.* —
Bains de sable. — Établissements de cabines sur la plage ;
leur bonne organisation.

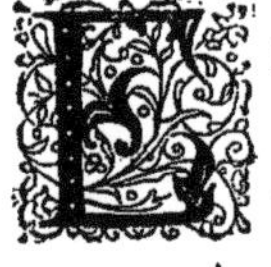

NTRE le Soulac d'aujourd'hui et le rocher de Cordouan florissait encore au VIe siècle une vieille cité romaine du nom de Noviomagus. Ausone en a chanté les splendeurs.

Ville maritime importante, Noviomagus abritait dans son vaste port des flottes entières, et des navires venus pour trafiquer de tous les points du monde connu. Deux voies romaines la mettaient en communication, l'une avec Bordeaux, et l'autre avec Bayonne. Cette dernière, dont on retrouve à chaque pas les traces, le long de la côte, est encore désignée dans le pays sous le nom de *Camin Roumiou.*

On ne peut préciser la date de la ruine de Noviomagus qui fut amenée, tout porte à le croire, par un affaissement subit du sol. Sur les points qui surnagèrent s'édifia une autre ville avec un port plus res-

serré que celui de l'ancienne cité. Ce fut là que
l'invasion normande débarqua la majeure partie des
troupes qui, remontant le cours de la Garonne, allèrent
jusqu'à Toulouse ravager les riches contrées qu'arrose
ce fleuve. Plus tard les rois et capitaines anglais se
rendant en Aquitaine, abordaient d'habitude au port
de Soulac. Un des points de la côte où descendit au
XV° siècle, le célèbre Talbot est encore appelé l'*anse
de l'Anglot*. Enfin, Dom Devienne raconte qu'à l'époque de nos sanglantes guerres de religion, en 1562,
Jean de Favas, seigneur de Castets-en-Dorthes, l'un
des chefs illustres des réformés rochelais, mouilla
dans le port de Soulac où il débarqua avec soldats et
canons.

Mais de jour en jour le port tendait à devenir un
simple refuge ; car la lame rongeait les rocs sur
lesquels il s'appuyait, minait le sol où s'étayait la
ville reconstruite. Il semblait que la mer eût juré la
mort de ce malheureux pays. A chaque minute elle
entraînait quelque parcelle de pierre ou de terrain.
Fuyant devant ses ravages, Soulac lui abandonnait
son port. Inutile sacrifice ! Rien ne devait arrêter le
courroux de la mer ; lorsqu'elle ne put atteindre la
fugitive de ses vagues, elle entassa sur ses bords des
montagnes de sable, puis appelant à son aide la com-
plicité des vents, elle ensevelit sous la dune ce qu'elle
n'avait pu engloutir sous les eaux.

Ce faisant, la mer se creusait un canal qui allait
isoler Cordouan du reste de la terre. On ne put bientôt
arriver à ce rocher qu'en marée basse ; puis le bras
de mer ainsi formé, tout en s'élargissant, s'approfondit
de plus en plus et constitua ce qu'on appelle la Passe

du Sud, où les vaisseaux qui sortent aujourd'hui du port de Bordeaux pour se diriger vers les régions méridionales voguent librement, sur les eaux mêmes qui recouvrent Noviomagus.

Une ville naissante, station balnéaire pleine d'avenir, s'élève à son tour, tout à côté, au-dessus de la plage des *Olives*, sur la dune immobilisée par les plantations forestières. D'un abord difficile par le manque de voie, il y a quelques années, elle attirait néanmoins bon nombre de baigneurs ; aujourd'hui qu'elle possède une gare, elle prend un développement rapide.

La plupart des constructions, faites à la hâte, affectent généralement la forme de chalets : chalets néogrecs, turcs, anglais, chalets Renaissance, chalets Louis XIII. On en rencontre cependant quelques-unes qu'il serait difficile de rattacher à un genre classé, et qui semblent résulter d'une conception plus fantaisiste qu'architecturale. Au milieu de toutes ces variétés d'habitations, ce dédain des règles de l'art peut faire sourire, mais ne choque jamais.

Une voie principale, coupant quelques rues plus étroites, conduit à la plage en partant de l'église.

L'antique basilique de Soulac, Notre-Dame de la fin des terres, *Sancta Maria de finibus terræ,* mérite une mention spéciale.

Longtemps, bien longtemps, elle est restée ensevelie sous les dunes. Seule, l'extrémité de son clocher surmonté d'une *balise,* trouant le suaire de sable, indiquait la place ou gisait la morte.

La haute vague solide dont le sommet l'avait ainsi recouverte, s'avançant tous les jours, sous le souffle éternel des vents, devait la quitter peu à peu et à un moment donné, la restituer à la lumière. L'heure de la résurrection sonnait.

Quelques hommes intelligents et hardis comprirent l'œuvre commencée par la nature, et, joignant leurs efforts à ceux de cet impassible et puissant auxiliaire, exhumèrent presque entièrement ses restes vénérables.

A l'abri d'un nouveau et semblable danger, car la dune est aujourd'hui fixée par les plantations de pins, on achève, avec autant de soin que de goût, la restauration de ce monument.

L'église de Soulac date de la fin du Xe siècle.

Sur l'emplacement où nous apparaît aujourd'hui cet édifice, dont la base est encore enfouie dans les sables, une chapelle avait été érigée au IXe siècle, en commémoration de la fuite des Normands. Cette dernière, s'il faut en croire la tradition, reposait elle-même sur les fondements de l'église primitive qui fut construite par sainte Véronique.

De charmantes légendes nous apprennent que la *Dame de Bazas*, revenant de son voyage à Jérusalem, fut rejetée sur la côte du Pas de Graves avec le navire qui la portait. De concert avec saint Martial qui l'avait accompagnée depuis Rome, et pour remercier la Vierge de l'avoir protégée contre la persécution des hommes, et de l'avoir soustraite à la rage des flots, elle fonda la première église, Notre-Dame de la Fin des Terres, où elle fit jaillir une source d'eau douce, et déposa diverses reliques, entre autres un vase contenant quelques gouttes de lait du sein virginal de Marie. C'est à cet unique et précieux dépôt que Soulac devrait son nom *(solum lac)* [1]. Nous n'insisterons

1. *Soul lac* en langue gasconne.

pas sur cette étymologie, bien qu'elle ait le mérite de
se distinguer de plusieurs autres par son caractère
d'originalité.

Dans le monument actuel, sur l'un des piliers de
soutènement de la coupole, on trouve l'inscription
suivante qui consacre le fait de l'ancienne existence
d'une source :

« *Icy estait la fontaine en dedans de l'église, iouxte
le pilier. Les divers remblais en firent un puits, et il n'y
avait d'eau doulce ès aultres endroits, parce que la mer
salée estait proche.* »

D'autres indications précises, écrites én grosses
lettres, permettent de suivre rapidement et avec intérêt, l'affectation des diverses parties de la vieille église,
et les modifications qu'elle a subies.

Sur le mur de gauche :

« *Icy estait la porte du claustre.* »

Sur le mur de droite où l'on aperçoit se détachant
presque en relief sur une maçonnerie récente la voûte
d'une ancienne porte :

« *Ceste icy est la vieille porte des Fidelles, murée lors
des remblais vers le XIVe siècle.* »

En entrant, et après avoir descendu un certain
nombre de marches pour arriver au sol, nous avons
déjà remarqué celle-ci, en langage moderne :

« *Le sol intérieur actuel marque à peu près le niveau
des remblais du XIVe siècle, lesquels étaient déjà supé-
rieurs de 3[m] 20 au sol primitif.* »

Sol est bien dit, car on marche sur le sable fin
jusqu'au chœur.

L'église, vue d'ensemble, est d'architecture ro-
mane. Au corps principal sont adossées deux cha-

pelles latérales. Ça et là, quelques détails portant le cachet gothique. De remarquables bas-reliefs s'étalent sur les énormes piliers qui soutiennent la voûte de la nef. Ils dénotent le talent réel et l'imagination fantastique de l'artiste.

Les uns traduisent naïvement des scènes bibliques ; d'autres symbolisent, par des allégories bizarres, ou par de véritables rébus sculptés, toutes les horreurs d'une sombre époque : appétits insatiables, passions effrénées, vices innommés des puissants, à côté des souffrances imméritées du faible, des révoltes légitimes de la victime, de la morne résignation du captif, de la lutte impuissante et terrible de l'opprimé.

Du fond du tableau, à travers d'épaisses ténèbres, jaillit parfois comme une lueur : c'est la délivrance, c'est le triomphe de la vérité.

Au moyen-âge, ne pouvant être écrites dans les livres, les protestations de l'âme humaine se gravèrent dans la pierre.

Objet jadis d'un culte tout particulier, l'église, où se trouve encore le tombeau de sainte Véronique, attirait les fidèles de tous les coins de la France, et même de l'étranger.

Depuis sa réapparition au grand jour, elle vient, non pas de reconquérir, mais plutôt d'agrandir sa vieille réputation.

Grâce à l'établissement de routes et de voies ferrées qui ont singulièrement aplani les difficultés du chemin, des pèlerins, moins méritants peut-être mais plus nombreux que ceux des temps passés, vont tous les jours adresser leurs vœux à Notre-Dame de la Fin des Terres.

Quelques Bénédictins qui desservent l'église de Soulac sont en train de faire construire à quelques mètres en arrière, sur la hauteur, un magnifique monastère.

Les travaux déjà faits permettent de prévoir qu'avant peu Soulac comptera un monument de plus.

En attendant, *les bons Pères* habitent un vaste chalet dont l'extérieur gracieux semble fait pour provoquer les regards, et pour rassurer du même coup les cœurs les plus rebelles.

A côté de cette demeure monacale si peu sévère, on voit une magnifique construction : le grand Hôtel de la Paix, vrai palais, où l'on trouve de somptueux salons et une bonne table. Des chambres toujours bien garnies, mais à des prix fort différents, ouvrent au grand seigneur comme au simple touriste leurs portes hospitalières.

D'autres bons hôtels existent à Soulac ; citons tout d'abord l'hôtel Fontétes orné d'une terrasse d'où l'on peut jouir tout à son aise de la vue de la mer, puis l'hôtel du Grand-Océan où est placé le bureau télégraphique et, enfin, l'Hôtel de France qui, construit de l'an dernier seulement, promet de ne le céder en rien à ses devanciers.

Sans parler de divers restaurants et cafés qui fournissent d'excellentes consommations, les baigneurs ont la ressource d'aller entendre de la bonne musique au *jardin Monteil*. Ajoutons que pour leur agrément, un journal hebdomadaire fondé, croyons-nous, par l'initiative de quelques admirateurs de Soulac, les tient au courant de la chronique locale, et fournit notamment dans chaque numéro la liste des nouveaux venus.

Mais ce qui donne à cette petite station son plus grand attrait, c'est sa forêt et sa plage.

La forêt établie sur les dunes, pour arrêter leur marche envahissante, enveloppe Soulac d'une ceinture de vert feuillage que vient boucler le vieil Océan lui-même.

La plage! Arrivons à la plage : elle est immense ; dans le plan de Soulac, on la désigne sous le nom de plage sans rivale. Cette appellation que l'on pourrait croire exagérée se trouve parfaitement justifiée. Sur le sable qui la compose en entier, on marche, on marche, sans en voir jamais la fin.

De loin en loin sur ce long ruban doré, on aperçoit, quand la mer est basse, quelques points formant une dépression insensible à l'œil, mais réelle, puisque l'eau y restée. Sortes d'étangs dont la plus grande profondeur ne dépasse pas 50 centimètres, mais dont l'étendue est parfois considérable, ces petits lacs d'eau salée sont connus dans le pays sous le nom de *Baïnes* ; chauffée par le soleil, l'eau qu'ils contiennent atteint rapidement une température assez élevée. La *baïne* constitue donc une piscine naturelle et parfaite, à ciel ouvert, où les enfants et les femmes délicates peuvent prendre leurs bains, avec d'autant plus de plaisir et de tranquillité, que l'eau en est toujours limpide, et qu'on n'y rencontre jamais ni algues ni crabes dont la présence, si commune ailleurs, suffirait à elle seule pour dégoûter des bains de mer.

Sur le sable fin de la plage que ne souillent jamais les balayures de la mer, les enfants peuvent jouer et s'ébattre toute la journée, comme ils peuvent se mettre à l'eau sans chaussures, ne risquant nullement de meurtrir leurs petits pieds.

D'une pente pour ainsi dire insensible, la plage donne accès au baigneur, sans danger, à toute heure, en haute comme en basse mer.

Quel panorama hors proportions nous montre cette plage admirable, en présence d'une mer dont l'horizon est sans fin, et qui change elle-même d'aspect à chaque instant !

C'est le soir surtout que le coup d'œil est vraiment féérique. Sous les pas du promeneur, le sable phosphorescent projette des gerbes étincelantes ; la mer gronde, hurle et glapit en roulant d'énormes vagues dont les dernières ondulations viennent expirer sur la plage qu'elles brodent de larges et blancs festons ; en face, Cordouan, majestueux fantôme, promène autour de lui son mobile flambeau, tandis qu'au loin les phares de Saint-Nicolas, de la Pointe, de Royan, de Pontaillac et de la Coubre se joignent à lui pour éclairer, du reflet éclatant et varié de leurs feux, l'immense et mouvant tableau.

L'air qu'on respire à Soulac est toujours pur. Rafraîchi par la brise d'ouest, il n'a pas cette sécheresse que l'on reproche justement à celui des stations situées aux bords de la Méditerranée. Ce n'est pas à dire qu'il soit humide. La quantité relativement faible de vapeur d'eau qu'on y trouve n'a d'autre source que l'Océan lui-même. Le sol, en raison de sa nature sableuse, absorbant l'eau de pluie à mesure qu'elle tombe, ne fournit rien à l'évaporation. Aussi l'hygromètre ne donne que des variations légères. On peut

même dire qu'il n'y pleut presque jamais. Durant
l'humide été de l'année dernière, que de touristes,
après avoir quitté Bordeaux par une pluie battante,
sont arrivés avec le train de plaisir, surpris et char-
més à l'aspect du ciel ensoleillé de Soulac.

La température, comme sur la plupart des côtes,
présente, elle aussi, beaucoup d'uniformité.

Il n'existe pas encore dans l'intérieur de Soulac
d'établissement de bains spécial. Il semble que le
besoin ne s'en soit pas fait sentir tant la plage offre de
ressources. En effet, après les piscines naturelles dont
nous avons parlé, et les bains de sable dont il sera
toujours, ici, facile et agréable de se permettre l'usage,
on trouve une installation de cabines qui ne laissent
rien à désirer. Construites en bois, elles mettent le
baigneur à l'abri de la pluie et des rayons du soleil.
L'indispensable bain de pied chaud n'y fait jamais
défaut. Enfin on peut y prendre à volonté des bains
d'eau douce et des bains d'eau de mer chauds, avec
ou sans addition médicamenteuse.

La saison ne s'ouvre à Soulac guère avant le 15
juin, mais elle se prolonge jusqu'à la fin de septembre.

CHAPITRE IV.

QUELQUES CONSEILS

AUX PERSONNES QUI VONT AUX BAINS DE MER.

Les bains de mer sont en vogue. — Choix d'une plage. — Inconvénients de certaines plages. — Acclimatation maritime. — Bains de mer à l'usage des touristes qu'apportent les trains de plaisir. — Bains d'eau douce préalable. — De l'heure du bain ; de la manière de le prendre ; sa durée. — De la sortie du bain. — Moyen de favoriser la réaction.— Ce qu'on doit faire lorsqu'elle ne peut s'établir.

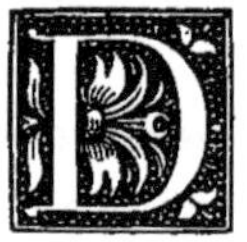URANT les beaux jours que compte l'été, durant ceux qui inaugurent la saison d'automne de tous les points de la France les populations se portent vers les côtes.

Est-ce une première mise en pratique de la loi de migration que l'instinct a révélé aux bêtes depuis un temps immémorial, et que la raison commencerait à faire entrer petit à petit dans les têtes humaines ?

Problème à résoudre.

Toujours est-il qu'aujourd'hui les bains de mer jouissent d'une réputation méritée, et s'emparent d'une vogue qui ne tend qu'à s'accroître.

La puissance curative de la mer, visible et palpable

dans ses effets, lui attire chaque année de nouveaux prosélytes, tandis que le groupe des fidèles devenant de jour en jour plus compacte renouvelle ses sacrifices avec un zèle régulier et soutenu.

Aux malades qui vont aux bains de mer pour leur demander le rétablissement d'une santé compromise, aux personnes qui s'y rendent par simple mesure hygiénique, à celles qui comptent y trouver un repos réparateur de leurs fatigues, aux désœuvrés même qui ne s'y transportent que pour leurs plaisirs, un guide est utile.

Dans ce but, nous allons formuler quelques principes, donner quelques conseils qui trouveront leur application dans la pluralité des cas.

Le choix d'une plage est la première question importante qui se présente.

L'humidité de certaines régions maritimes neutralise l'action des bains de mer.

Ainsi, aux bords de l'Océan, les côtes brumeuses de la Normandie et de la Bretagne ne sont guère propices aux baigneurs qu'aux beaux jours de l'été, tandis que celles du sud-ouest offrent pendant une bonne moitié de l'année un séjour aussi agréable que bienfaisant.

Nous ne recommanderons jamais les stations où des ports de mer sont établis. L'agitation, le bruit du monde des affaires troublent le repos, et altèrent les charmes de la villégiature balnéaire.

Là ni tranquillité, ni liberté d'allure ; le baigneur ne se sent pas chez lui.

En outre, la plage toujours plus ou moins rapprochée du port est fréquemment souillée par des débris de toute sorte rejetés des navires ; sans compter que ceux-ci arrivant parfois de loin apportent, malgré la surveillance et les précautions sanitaires, divers germes morbides.

Avec plus d'empressement encore, on devra fuir les régions marécageuses si fécondes en maladies diverses.

La station qui fixera notre choix sera sise entre mer et forêt. L'air venant de la mer lui arrivera toujours pur, celui venant des terres ne lui parviendra qu'après s'être dépouillé de tout miasme, qu'après s'être chargé de senteurs essentielles.

Elle doit offrir une plage d'une longue étendue où l'on puisse à volonté faire de courtes promenades, et entreprendre de longues excursions ; qui s'incline en une pente insensible, et dont les rayons du soleil viendront caresser la large surface ; qui soit toute composée d'un sable fin sur lequel le pied nu du baigneur s'étalera impunément.

Ce que nous avons dit plus haut de la composition de l'atmosphère marine permet de comprendre que le médecin ait cherché à utiliser des conditions si bien faites pour ménager les transitions.

Les personnes délicates avant de tenter l'immersion, feront bien d'aller fréquemment, pendant quelques jours, respirer l'air de la plage, s'imprégner de vapeurs marines. Au besoin elles useront de l'eau de mer à l'intérieur. Buchan obtenait des purgations faciles à l'aide de deux grands verres d'eau de mer pour les adultes, et de quelques cuillerées pour les enfants.

Grâce à ce même moyen préparatoire, les femmes

et les enfants, que l'aspect de la mer avait un peu
épouvantés, se remettent de leur effroi. Raffermis
par le bon air, familiarisés par l'habitude, stimulés
par l'exemple, ils ne tardent pas à éprouver le désir
de s'immerger.

Ces précautions, indispensables pour les malades,
n'ont pas la même importance pour le commun des
baigneurs. Sans les négliger absolument, la plupart
d'entre eux pourront plus ou moins s'en départir.
Toutefois nous engageons les visiteurs que les trains
de plaisir, à des jours donnés, déversent en masse
sur certaines plages, à ne pas se jeter, dès leur arri-
vée, dans l'eau toujours froide de la mer. Une telle
imprudence peut amener les suites les plus funestes.

Après avoir contemplé la mer et respiré quelques
minutes ses vapeurs salines, qu'ils songent tout
d'abord à se reposer des fatigues du voyage, à restau-
rer l'estomac allangui, à se distraire sans trop
d'ardeur; puis, dans l'après-midi, lorsque la digestion
sera presque achevée, et après s'être livrés à un exercice modéré sur la plage, qu'ils aillent enfin prendre
leur bain.

Les diverses parties d'un pareil programme sont
simples et faciles à remplir quand la condition de
temps ne fait pas défaut. Hâtons-nous de reconnaître
que les compagnies de chemin de fer, avec une intelligence louable, ont accordé presque partout le délai
nécessaire à sa parfaite exécution.

Signalons une autre précaution utile aux personnes
qui cherchent à retirer le plus grand profit de l'emploi des eaux marines.

Un ou plusieurs bains d'eau douce préalables favo-
riseront singulièrement l'action des bains de mer.
Impropre au lavage, ainsi que nous avons déjà eu l'occasion de le dire, l'eau de mer ne peut en aucune façon
suppléer aux bains de propreté ; elle durcit les excré-
tions cutanées qui, obturant dès lors avec d'autant plus
de force l'orifice des pores, empêchent l'imbibition des
substances salines que la mer tient en dissolution.

Maintenant voici quand et comment on s'immerge.

Les fonctions de l'organisme doivent avoir repris
toute leur vitalité, c'est pourquoi il est peu rationnel
d'aller à la mer au saut du lit, ou sans avoir fait un
léger exercice ; la digestion devra être presque achevée, ce qui n'a jamais lieu que trois ou quatre heures
après le repas ; l'immersion sera rapide et complète,
afin d'éviter une horripilation pénible et des mouvements congestifs du côté du cerveau.

Sauf pour les premiers bains, et dans des circonstances pathologiques exceptionnelles, il est indifférent
de choisir une heure précise pour se mettre à l'eau.

Voici du reste l'opinion d'un maître en ces matières,
le docteur Constantin James :

« Pour moi, je ne connais d'autre précepte à la mer
que de se baigner comme cela se rencontre, qu'elle
monte ou qu'elle descende, qu'il y ait des lames ou qu'il
n'y en ait point. La seule chose importante, c'est de
trouver assez d'eau, une mer assez calme et une plage
assez douce pour que le bain soit facile et agréable. »

Certains médecins sont d'un avis différent, et pré-
tendent qu'on ne doit se baigner qu'en mer haute, se
basant sur le fait d'ailleurs exact d'une température
inférieure de quelques degrés en marée descendante.

Cet argument est dénué de toute valeur, car le froid de l'eau de mer est généralement considéré comme avantageux. Tout nous porte à croire que nos confrères, placés sur des points où la plage est d'un accès périlleux en mer basse, ont jugé de la question à un point de vue sinon intéressé, du moins tout local.

Les vagues océaniennes, même légères, vous imposent, dès l'entrée à l'eau, une gymnastique très-favorable à la réaction. Qu'on leur résiste ou qu'on s'abandonne à elles, leur effet reste le même.

Il est de bonne pratique de se laisser soulever par la vague, et de la recevoir obliquement, surtout lorsqu'elle est forte. On ne la recevra sur le dos, ou de front sur la poitrine que dans certains cas déterminés ; il en sera de même des affusions sur la tête, qui parfois pourront être fort utiles.

Les amateurs de natation ne devront pas craindre de se livrer aux charmes de cet exercice pendant toute la durée du bain qui, en général, doit être fort courte. Deux à cinq minutes suffisent aux personnes de complexion faible, un quart d'heure pour celles qui sont déjà aguerries, et chez lesquelles la réaction s'établit facilement.

Les enfants et les femmes *très-frêles* ne prolongeront leurs premiers bains que de quelques secondes au-delà de la simple immersion ; et ceux-là ne devront les prendre que par un beau temps et une mer calme, dans l'après-midi, et au moment où la marée arrive à son point culminant.

Pour terminer ce qui est relatif à la durée du bain, disons qu'il sera bon dans tous les cas, de ne pas attendre le second frisson, et qu'il faudra se hâter de sortir au moins dès qu'on éprouvera la sensation de fraîcheur prononcée qui le précède toujours.

Lorsqu'on est habitué aux bains de mer, on peut en prendre deux par jour. Il est certain, du reste, que deux bains courts valent mieux qu'un seul bain trop prolongé.

Comme l'entrée, la sortie doit être prompte.

C'est en courant que le baigneur doit gagner sa cabine où un bain de pied d'eau de mer chaud, recommandé d'avance, l'attend et lui permet de procéder sans danger à l'essuyage qui doit se pratiquer d'une façon toute élémentaire, et à la remise de ses vête-ments, opération qui, elle aussi, ne réclame que de la promptitude.

Immédiatement après, il entreprend une promenade dont il ne doit modérer l'activité que lorsqu'une douce chaleur et un grand sentiment de bien-être lui annon-cent l'accomplissement d'une bonne réaction.

Si malgré toutes ces précautions le froid persiste et augmente, si, en un mot, la réaction ne s'établit pas, que devra-t-on faire? S'empresser de rentrer à son gîte, se mettre dans un lit bien bassiné, prendre du bouillon, du vin chaud, ou une infusion de thé ; faire pratiquer sur tout son corps des frictions sèches à la flanelle, faire appliquer sur le creux de l'estomac des linges très-chauds.

CHAPITRE V.

MALADIES GUÉRIES

PAR LES BAINS DE MER.

La Scrofule, ses ravages, son remède. — Ses formes principales : Tumeurs glandulaires, ophthalmie, coryza chronique, ozène, angine chronique, écoulements d'oreilles,
éruptions vésiculeuses et pustuleuses, diarrhée chronique,
rachitisme, affections articulaires, abcès froids, tumeurs
blanches, coxalgie, ulcères, fistules, gonflement et carie
des os, déviations des membres et du tronc.
Lymphatisme. — Atrophie musculaire. — Disposition aux
fausses couches. — Relâchements, déplacements, engorgements de la matrice ; amenorrhée, hémorrhagies utérines. — Age critique. — Chlorose, anémie, chloro-anémie
ou pâles couleurs. — Impuissance, stérilité. — Flux
muqueux divers ; Leuccorrhée, incontinence d'urine,
pertes séminales involontaires.—Blennorrhée.—Carreau.

P ARMI les maladies sur lesquelles les bains
de mer étendent leur puissante action, signalons en première ligne la Scrofule.

Ce triste vice constitutionnel, dont les ravages
toujours croissants tendent à la destruction lente de
l'individu et de l'espèce, est encore inconnu dans son
origine. Il consiste, pour la plupart des médecins
d'aujourd'hui, en une altération profonde de la nutrition d'où dérivent diverses expressions morbides.

Au début, il ne se manifeste guère par des désordres

extérieurs. Sous toutes les apparences de la santé, sous des carnations éblouissantes, le terrible mal couve souvent.

On a dit que tous les scrofuleux étaient lympathiques. Des exemples qui ne sont pas rares prouvent l'inexactitude d'une assertion aussi formelle. Reconnaissons cependant que les personnes douées de ce tempérament, avec leur peau blanche, fine et souple, l'ensemble de leurs tissus plus relachés, l'ampleur de leur système lympathique, offrent à l'invasion et au développement de ce vice un terrain qui semble préparé à l'avance.

Aussi les femmes et les enfants en reçoivent une impression plus forte ; et, chez ces sujets, lors même qu'un traitement tardif a été opposé à la scrofule, des traces indélébiles, derniers vestiges de sa période d'activité, révèlent presque toujours le passage de la terrible affection.

Le chiffre des scrofuleux atteint en France une proportion très-élevée. Sans insister sur une effroyable statistique, ne nous dissimulons pas la gravité et l'étendue du mal; mais ne nous désespérons pas pour cela non plus, car un moyen de salut existe. Le tout est d'en user sans perdre de temps.

Fortifions, guérissons surtout, et tout d'abord, l'enfant qui grandit et la femme qui crée.

Prise par la base, la régénération de notre race sera plus rapide, plus complète.

N'oublions pas du reste qu'en refaisant la race, nous en referons le génie.

Mens sana in corpore sano, dit l'adage latin.

Véritable Protée, la scrofule revêt mille masques,

tout en imprimant un cachet particulier à des maladies différant entr'elles tant par leur siége que par leur forme.

Nous mentionnerons les plus communes, et à la suite de chacune d'elles, nous indiquerons les procédés spéciaux les plus simples qui doivent être mis en usage dans leur traitement par l'eau de mer.

Tumeurs glandulaires.

Ces tumeurs formées par des glandes engorgées se montrent surtout au cou, quelquefois au creux de l'aisselle, ou au pli de l'aîne.

On devra dès le début, à moins de circonstances particulières, recourir aux bains de mer.

Quelques douches en arrosoir, et l'application de compresses imbibées d'eau de mer tiède sur ces tumeurs, en activeront la résolution. Le malade n'emploiera ce dernier moyen que le soir en se mettant au lit.

Ophthalmie.

Très-rebelle aux traitements ordinaires, l'ophthalmie d'origine scrofuleuse cède promptement à l'action de la mer.

Durant les quinze premiers jours, le malade se transportera régulièrement sur la plage où il passera de longues heures. Il pratiquera des lotions sur les paupières, et prendra au besoin quelques bains d'œil avec l'eau de mer. Plus tard grands bains.

Coryza chronique.

Ne prendre de bain qu'après avoir fréquemment respiré l'air marin, pendant une semaine au moins.

Ozène.

En dehors d'un état d'extrême débilité, on n'aura pas à craindre de se mettre à l'eau dès les premiers jours. User des injections d'eau de mer, ou simplement renifler de l'eau pendant la durée du bain.

Angine chronique.

L'angine scrofuleuse est très-commune, mais elle est souvent méconnue. Les personnes qui en sont atteintes ont la voix rauque ; dans quelques cas l'enrouement semble arriver jusqu'à l'aphonie. En regardant dans l'arrière-bouche, qui est peu ou point douloureuse, on constate que les amygdales sont très-développées, et que la luette est volumineuse et flasque. Cette angine n'est sérieuse qu'en tant que symptôme.

On en agira comme pour le coryza. Promenades fréquentes, tantôt au bord de la mer, tantôt dans la forêt. Les gargarismes à l'eau de mer pure ou additionnée de miel ont été vantés par quelques médecins.

Écoulements par les oreilles; éruptions pustuleuses et vésiculeuses.

Air de la plage, lotions fréquentes, et tardivement bains.

Diarrhée chronique.

L'usage de l'eau de mer à l'intérieur modifie la nature du flux diarrhéique, et l'arrête bientôt. Deux ou trois purgations obtenues de cette façon suffisent en général. Dès que le flux a cessé, le malade doit s'empresser d'user des bains.

Rachitisme.

On a opposé à cette triste maladie mille remèdes tous plus inefficaces les uns que les autres. Depuis quelque temps, le professeur Depaul et le docteur Luzun préconisent le lait de chienne. Cette médication vaudra-t-elle mieux que les autres ? A l'avenir à se prononcer. Mais en attendant que nous ayons assez de lices laitières pour suffire à la consommation des malades, nous continuerons à les envoyer à la mer.

Durant une majeure partie de la saison, le rachitique sera soumis à l'usage des bains d'eau de mer chauds, et à l'exposition quotidienne sur le sable de la plage. Après un long séjour, et si les forces du sujet le permettent, on pourra essayer quelques immersions de courte durée. A Soulac, dans les *baïnes*, on prolongera avantageusement le bain de deux à cinq minutes.

Affections articulaires chroniques, abcès froids, tumeurs blanches, coxalgie, etc.

Les bains de sable chaud et sec trouvent ici leur indication. On en alternera l'emploi avec celui des bains d'eau de mer chauds purs ou additionnés d'une bonne poignée de cendres de varechs. Deux fois par jour, douches froides à gros jet, ou simples aspersions sur la partie malade, et le soir, applications de compresses imbibées d'eau de mer tiède. A la fin seulement quelques bains ordinaires.

Fistules, ulcères.

Dès le commencement, grands bains qui devront durer de une à quelques minutes, suivant les forces du

sujet. On ne s'alarmera pas, ni de l'aspect plus animé
des ulcères, ni de l'écoulement plus abondant des fistules, survenant après les premiers bains. C'est un
fait à peu près constant, et qu'on peut regarder comme
de bon augure.

Gonflement et carie des os.

Bains chauds, d'eau de mer pure ou additionnée
d'une poignée de cendres de plantes marines. N'user
des douches et des bains ordinaires que lorsque l'affection est indolente.

Déviations des membres et du tronc.

Consécutives presque toujours à une altération des
os, à l'atrophie ou au relâchement des tissus mous,
les déviations disparaissent aux bains de mer avec une
promptitude relative lorsqu'elles ne sont ni très-con-
sidérables, ni de date trop ancienne.

Lymphatisme.

Le lymphatisme, à moins d'être exagéré, ne constitue pas une maladie, mais bien un tempérament.

Bon nombre de lymphatiques jouissent d'une santé
irréprochable. Cependant, ainsi que nous avons eu
occasion de le dire, le lympathisme ouvre la voie à la
scrofule, et de plus, en raison du défaut de tonicité
qui le catactérise, ce tempérament prédispose à d'autres
maladies qui, sans avoir la gravité de la première,
donnent lieu à des souffrances réelles, et appellent
par suite toute l'attention du patricien.

De là, la nécessité de corriger ce qui fait le côté

faible de ce tempérament. Rien de mieux pour atteindre ce résultat que le bain de mer.

Atrophie musculaire.

Elle peut être générale ou partielle. Simultanément des bains de mer ordinaires et des bains de sable chaud et humide conviendront en pareille occurence.

Disposition aux fausses couches.

Cette disposition si fréquente chez les femmes scrofuleuses, ainsi que l'a établi Lugol, n'est pas rare chez celles qui sont très-lymphatiques.

Quel que soit le tempérament, il est reconnu qu'une première fausse couche prédispose à de nouvelles. Dans tous les cas, le bain de mer est l'auxiliaire sur lequel nous devons compter pour combattre cette tendance fâcheuse.

En outre, les bains de mer sont à recommander pour prévenir chez les dames du grand monde ces accidents terribles de l'accouchement, tellement fréquents aujourd'hui, que tous les esprits sérieux sont à se demander si cette fonction naturelle est incompatible avec la vie molle et les raffinements de notre civilisation.

Relâchement, déplacements, engorgements de la matrice ; aménorrhée, hémorrhagies utérines.

Tous ces troubles organiques ou fonctionnels de l'utérus cèdent au même moyen, lorsqu'ils résultent d'une atonie générale ou du grand vice constitutionnel. Dans ces conditions, les malades useront fréquemment d'injections vaginales à l'eau de mer ; ils éviteront avec soin les grands mouvements ; pas ou peu de promenades, bains de courte durée, dans l'après-midi, à la marée montante, et par une mer faiblement agitée.

Age critique.

Le retour de l'âge entraîne parfois dans l'organisme de la femme une grande faiblesse, et des désordres sérieux. Dans ce moment, à moins de contr'indications formelles, les bains de mer employés prudemment seront d'un grand secours.

Chlorose, anémie, chloro-anémie ou pâles couleurs.

Au début quelques précautions : choisir l'heure du bain, en abréger la durée, faire un exercice très-modéré, puis par gradations en arriver à se baigner indifféremment à toute heure, à rester dans l'eau de dix à quinze minutes, à faire de longues promenades.

Impuissance, Stérilité.

L'impuissance est souvent le résultat de l'épuisement précoce ; d'autres fois elle dépend de même que la stérilité de l'atonie des organes. Dans les deux cas les bains de mer feront merveille.

Flux muqueux divers; Leucorrhée, incontinence d'urine, pertes séminales involontaires.

Sur toutes ces variétés de pertes se produisant habituellement chez des personnes qui ont une constitution très-molle et des fibres très-relachées, l'effet des bains est prompt et sûr.

Blennorrhée.

Il arrive parfois qu'un écoulement ayant cessé d'être virulent, persiste malgré les meilleurs soins. L'état scrofuleux en est souvent la seule cause. Quand il en est ainsi, la blennorrhée, qu'elle soit d'origine vénérienne ou non, est radicalement guérie par les bains de mer.

Carreau.

Lorsque cette maladie comporte l'impression scrofuleuse, et qu'il n'existe pas de tubercules du côté du poumon, on aura recours au même moyen avec de grandes chances de succès. Toutefois l'usage des bains de mer ne sera pratiqué que dans des conditions déterminées par l'état de force du malade.

CHAPITRE VI

MALADIES

DONT LA GUÉRISON EST CONFIRMÉE PAR LES BAINS DE MER.

La Tuberculose. — La Phthisie. — Préjugés à combattre au sujet de l'action des bains de mer et des climats chauds sur cette maladie. — La bronchite. — Autres affections des organes respiratoires. — Diverses maladies graves.

Tuberculose.

N donne ce nom à un état pathologique de l'organisme caractérisé par une production anatomique morbide, le tubercule, dont les amas isolés se déposent dans le parenchyme de divers organes.

D'après le point affecté, la maladie présente un danger plus ou moins imminent; mais il est rare qu'un organe en soit ou en reste longtemps le siége unique.

Lorsque la tuberculose occupe le poumon, elle constitue la phthisie.

Phthisie.

C'est une affection tellement grave que quelques

médecins regardent, à l'heure actuelle, sa guérison comme impossible.

D'accord avec beaucoup d'autres, nous avons de bonnes raisons pour être d'un pessimisme moins effrayant, car notre expérience personnelle nous a permis d'enregistrer plusieurs cures remarquables que nous nous proposons de publier quelque jour.

Durant la première période, au commencement de la deuxième, la phthisie est susceptible de guérison.

Mais ce n'est pas aux bains de mer qu'il faut s'adresser pour obtenir un pareil résultat.

L'atmosphère marine elle-même est à redouter pour les phthisiques. La fraîcheur de la brise en même temps que la vivacité de l'air de la mer ne sauraient convenir à des malades dont la poitrine est facile à irriter.

Nous verrons plus loin que les bains de mer sont absolument contr'indiqués dans les maladies inflammatoires. Or, sans parler ici des conditions générales qui donnent à la phthisie une physionomie propre, que se passe-t-il dans cette maladie lorsque des milliers de tubercules sont dissiminés dans la masse pulmonaire? Chacun d'eux devient le centre d'un travail inflammatoire qui s'étend plus ou moins, et suit, dans son évolution, les règles ordinaires de l'inflammation

Cependant on dirige tous les ans d'infortunés phthisiques sur les côtes de la Méditerranée.

Sur quel préjugé, sur quel motif repose une prescription que tant de médecins recommandent encore à leurs malades? Ceux de nos confrères qui leur donnent un tel conseil ne peuvent cependant ignorer que les climats auxquels ils les confient sont loin d'être à l'abri de la diathèse tuberculeuse.

Des faits patents viennent témoigner du contraire. Il est parfaitement établi aujourd'hui que les pays froids apportent à la statistique un contingent bien moindre de tuberculeux que les pays chauds.

Ainsi à Saint-Pétersbourg, la phthisie est assez rare, encore plus à Stokholm où elle ne compte que pour un peu moins d'un quinzième dans le chiffre des décès, tandis qu'elle arrive au cinquième pour Londres, Berlin et Paris. Dans les principales villes de la Provence, dans les grandes cités de l'Europe méridionale, à Gênes, à Naples, à Madrid, à Lisbonne, sous le ciel azuré de Malte ou des îles Ioniennes, jusqu'aux Antilles et au Brésil, la proportion de la mortalité reste la même qu'à Paris quand elle n'est pas plus élevée.

D'un autre côté, si la mer possédait une action favorable contre cette maladie, les personnes que leur profession oblige de vivre presque constamment sur les bâtiments jouiraient vis-à-vis d'elle d'une sorte d'immunité. Mais il est bien loin d'en être ainsi.

Qu'on lise pour s'édifier à ce sujet le rapport de M. Rochard inséré dans le tome XX des *Mémoires de l'Académie de médecine*. On verra là que le marin, qu'on le suive dans la Méditerranée, dans nos ports de l'Ouest, aux Antilles ou aux Indes, paie partout un plus large tribut à la phthisie que ne font nos soldats.

Autre inconvénient. Dans les stations maritimes où vont les phthisiques, et où leur maladie ne peut que s'aggraver par le fait de leur séjour au bord de

la mer, l'agglomération vient augmenter la somme
des influences mauvaises. Il y a plus, des personnes
non poitrinaires, mais disposées à le devenir, se
trouvent placées là dans des conditions propres à
développer chez elles la maladie qu'elles cherchent à
prévenir. Car on ne peut nier aujourd'hui la puissance contagieuse de la phthisie. Nous n'avons pas
ici à rechercher comment se produit cette contagion ;
mais elle existe, et cela nous suffit pour faire comprendre un danger de plus que nous tenions à signaler.

Comment se fait-il, nous le répétons, que des gens
qui passent pour sages continuent à envoyer les poitrinaires aux bains de mer, et à soutenir l'hérésie
d'un pareil traitement?

Est-ce une idée de mercantilisme, ou un esprit de
paradoxe, qui les anime? Nous ne le pensons pas.
Les uns ayant eu maintes fois l'occasion de constater
la facilité avec laquelle la tuberculose se développe
chez le sujet atteint de scrofule se sont peut-être dit :
« Ce qui guérit celle-ci guérira bien celle-là », ou
encore, subissant les exigences de la mode, d'autres
se sont laissé entraîner par le courant, et ont crié :
bravo! chaque fois qu'un phthisique s'est échappé
vivant après une saison passée à la mer. Mais tous
au fond estiment sans doute, et c'est là la seule raison sérieuse qu'ils puissent faire valoir, qu'il est plus
doux de mourir sous un ciel bleu, sous celui de
Nice, par exemple.

Si l'émigration dirigée dans ce sens est dangereuse,
elle n'est pas à dédaigner quand elle a pour objectif
certaines sources thermales. On peut la conseiller aux

sujets prédisposés à contracter la phthisie, ou à ceux qui déjà atteints ne présentent encore que les symptômes de la première période, car plus tard, lorsque la fièvre s'est déclarée, les fatigues du voyage, le déplacement et les changements d'habitude qu'il entraîne, sans compter les séparations pénibles, ne feront que hâter la terminaison fatale.

Les Eaux-Bonnes, celles du Mont-Dore, de Cauterets, d'Amélie-les-Bains, etc., reçoivent chaque année de nombreux malades dont l'état s'améliore au point d'aboutir à un retour de santé véritable.

C'est alors, mais alors seulement, que les bains de mer seront utiles pour donner à la guérison une confirmation solide.

A ce moment l'air plus oxygéné de la plage favorisera le fonctionnement d'un poumon dont la maladie a réduit la surface respiratoire, dont elle a altéré la texture et l'élasticité.

A ce moment, quelques bains pris avec précaution réveilleront l'énergie vitale plus ou moins diminuée, détruiront une fâcheuse prédisposition dont la puissance à l'état latent persiste presque toujours, même après la guérison.

Ainsi, disons-le pour formuler notre opinion en termes précis : La tuberculose, qu'elle siège sur le poumon ou sur un autre organe, est une contr'indication formelle à l'emploi des bains de mer ; ce n'est qu'après sa disparition que ceux-ci peuvent rendre de signalés services.

Bronchite.

Sans être aussi rigoureux dans notre défense, nous

ne recommanderons jamais les bains de mer comme traitement de la bronchite. Et d'abord, en ce qui concerne la bronchite aiguë, il nous paraîtrait oiseux d'insister. Jamais médecin ne songea à envoyer ses malades au loin pour les guérir d'une affection généralement bénigne.

On ne s'enrhume pas au bord de la mer, a-t-on dit. C'est une affirmation dont toutes les personnes qui se rendent sur le littoral ont l'occasion de reconnaître la justesse relative. Car il arrive fort souvent qu'on est tout surpris de n'avoir pas pris un rhume après s'être exposé à des causes qui, dans l'intérieur des terres, n'auraient pas manqué de le déterminer.

Mais si la mer n'engendre pas facilement la bronchite, il est certain qu'elle la développe et l'entretient; et s'il s'agit de la bronchite chronique, cette influence aggravante se fait encore plus ressentir, surtout dans les cas si fréquents où il existe des lésions concomittantes.

Disons donc tout de suite que les bains de mer ne valent rien durant le cours des maladies des organes respiratoires, mais ajoutons qu'ils sont précieux après la guérison de ces mêmes maladies.

Eux seuls, en effet, ont le pouvoir de combattre efficacement cette extrême impressionnabilité à l'influence des causes extérieures, impressionnabilité qu'elles laissent toujours après elles, et qui est comme une porte ouverte à la récidive.

Diverses maladies graves.

Après les fortes fièvres, après les maladies graves, surtout lorsque la convalescence ne s'est établie qu'avec une grande lenteur, on se trouvera bien d'une saison à la mer.

Ayant subi les épreuves d'une maladie qui semble avoir atteint jusqu'aux plus profondes racines de la vie, que de sujets en conservent à tout jamais l'empreinte néfaste ! Ne trouvant pas à leur portée de quoi réparer les fondements d'une vitalité gravement compromise, les uns mènent par la suite une existence malheureuse et languissante, tandis que d'autres, ayant perdu toute force de résistance aux causes de destruction, succombent à la plus légère atteinte nouvelle.

Les bains de mer en relevant des constitutions que le mal a ébranlées, en raffermissant des organes qu'il a affaiblis, en équilibrant des fonctions dont il a rompu l'harmonie, préviendront toujours d'aussi déplorables conséquences.

Mais pour obtenir la confirmation rapide et durable du rétablissement de la santé, on s'adressera de préférence à un climat qui sans être trop excitant offre une température moyenne et presque constante.

Les stations du sud-ouest remplissent admirablement cette condition, et mieux qu'aucune d'elles, Soulac avec sa plage sans rivale, son air vivifiant constamment mélangé de particules salines apportées par la brise, et imprégné des émanations résineuses et saines de sa forêt de pins.

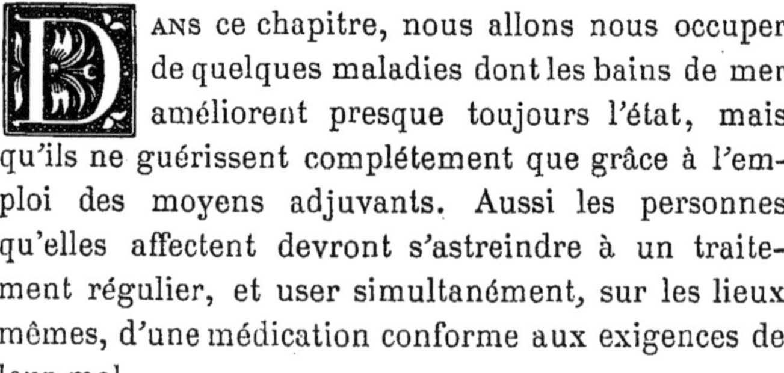

CHAPITRE VII.

MALADIES ATTÉNUÉES

PAR LES BAINS DE MER.

Névroses. — Convulsions, danse de Saint-Guy, épilepsie hystérie, hypochondrie, nostalgie, aliénation mentale. — Névralgies. — Une observation de Gintrac. — Palpitations du cœur, asthme nerveux, maux de tête, migraine, névralgie faciale, tic facial, névralgie sciatique, lumbago chronique. — Affections cutanées. — Dyspepsie, constipation. — Vers intestinaux. — Engorgements chroniques des viscères. — Rhumatismes chroniques. — Paralysie, paraplégie. — Goître. — Syphilis.

DANS ce chapitre, nous allons nous occuper de quelques maladies dont les bains de mer améliorent presque toujours l'état, mais qu'ils ne guérissent complétement que grâce à l'emploi des moyens adjuvants. Aussi les personnes qu'elles affectent devront s'astreindre à un traitement régulier, et user simultanément, sur les lieux mêmes, d'une médication conforme aux exigences de leur mal.

Névroses.

Les premiers médecins qui ont étudié l'action des bains de mer, ont reconnu qu'elle se faisait ressentir d'une manière manifeste sur les maladies désignées sous le nom de Névroses. Tous font mention de cures inespérées obtenues par un moyen dont bon nombre d'exemples récents attestent l'efficacité.

Comment agit la mer dans ces circonstances ?

Par ses propriétés minéralisatrices bien plus que par ses propriétés hydrothérapiques. La découverte dans les eaux de la mer d'un agent sédatif remarquable, le brome, met hors de doute un fait que bien des auteurs avaient contesté jusqu'à ce jour, soutenant qu'en telle occurence, tout n'était qu'une simple question d'hydrothérapie.

Tenant compte des notions acquises aujourd'hui, nous recommanderons, pour combattre ces affections, l'usage alternatif des immersions froides et des bains chauds d'eau de mer additionnés d'une poignée de cendres d'algues marines.

Les variétés de névroses susceptibles d'être ainsi guéries parfois, et atténuées toujours, sont : les convulsions, la chorée ou danse de Saint-Guy, l'épilepsie, l'hystérie, l'hypochondrie, la nostalgie et l'aliénation mentale que nous ajouterons aux précédentes sur le témoignage de M. Gaudet. Le savant inspecteur de Dieppe affirme qu'il existe à sa connaissance plusieurs cas de guérison ou d'amélioration dans les symptômes.

Névralgies.

Parce que la mer ne guérit pas toutes les névralgies, ou ne les guérit pas toujours, on s'est hâté de lui refuser toute influence favorable sur elles. Erreur grave qui tend à se dissiper, aussi bien par la classification plus rationnelle des maladies groupées sous ce nom que par la pratique mieux entendue de l'hydrothérapie maritime.

Tout en reconnaissant que la surexcitation nerveuse est souvent une contr'indication à l'emploi des bains de mer, nous déclarons que toutes les fois que cet état se présente intimement lié à une exubérance lympathique, on peut s'adresser à eux sans crainte. A ce propos, il nous revient en mémoire une observation de Gintrac, que nous nous empressons de citer textuellement.

« Je soignais, l'an dernier, dit ce savant et regretté praticien, une petite fille fort délicate, très-nerveuse, atteinte d'une irritation ou plutôt d'une susceptibilité extrême des voies digestives. Les moindres excitations alimentaires ou médicamenteuses occasionnaient des vomissements, la diarrhée ou des coliques. Les plus grandes précautions étaient nécessaires pour entretenir la chaleur de la peau ; à peine cette enfant pouvait-elle se soutenir. Je l'envoyai, au mois d'août, sur les bords de l'Océan, pour recevoir l'influence d'un air tonique. On essaya, quelques jours après, de la plonger dans l'eau ; elle ne s'y trouva pas mal. On réitéra l'essai qui réussit encore. Après une vingtaine de jours, l'enfant revint dans des conditions meilleures, et l'air de la campagne pendant le mois de septembre et d'octobre ne fit qu'ajouter à ce bon résultat. »

Signalons au courant de la plume quelques névralgies communes qui s'atténuent ou guérissent par l'usage des bains de mer.

Palpitations nerveuses du cœur.

Lorsqu'elles ne sont pas le symptôme d'une lésion matérielle de l'organe central de la circulation.

Asthme nerveux.

C'est surtout pour prévenir le retour des accès que les bains sont recommandés.

Maux de tête, migraine, névralgie faciale.

Ici ils seront accompagnés d'affusions d'eau froide sur la tête pendant leur durée. Dans certains cas, les affusions seules devront être employées, le malade étant couché sur le sable de la plage. M. Gaudet regarde ce moyen comme une condition *sine quâ non* de la guérison de ce genre de névralgies.

Tic facial.

Lorsqu'il coexiste avec la douleur, il est assez rebelle au traitement ; mais s'il n'est pas douloureux, il disparaît à la mer, comme Ribes l'a constaté, avec une facilité surprenante.

Névralgie sciatique, lumbago chronique.

Bains et affusions *loco dolenti*.

Affections cutanées.

Les maladies de la peau qui reconnaissent un germe scrofuleux, celles qui se développent chez un sujet éminemment lymphatique, et enfin, quelques dermatoses sèches sont amendées par l'usage des bains de mer. Biett cite deux cas de prurigo et de lichen qui, ayant résisté à tout traitement antérieur, disparurent sous l'influence de quelques bains.

En dehors de ces circonstances particulières, ces maladies subissent à la mer une aggravation qui peut devenir sérieuse, surtout dans celles qui s'accompagnent de fièvre, comme l'érysipèle, par exemple.

Certaines maladies de l'estomac et de l'intestin, lorsqu'elles sont dégagées de tout caractère inflammatoire, se trouvent favorablement influencées par les bains de mer, telles : la *Dyspepsie* et la *Constipation*.

Vers intestinaux.

Quelquefois les enfants tombent dans un grand état de faiblesse, éprouvent des spasmes, de véritables crises convulsives, des troubles variés des entrailles, qui sont dus à la présence, toujours facile à reconnaître, de vers intestinaux : Helminthes, Oxyures, etc.

Les bains et surtout l'eau de mer à l'intérieur, ont bientôt fait justice de la cause de tous ces désordres. Il est bon, nonobstant, de ne pas négliger les épiphénomènes, et dans ce but, de soumettre les petits malades à un traitement convenable.

Engorgements chroniques des viscères.

Les engorgements du foie, de la rate et des reins, qui ne s'accompagnent d'aucun symptôme aigu, ou qui existent chez des sujets dont le système lymphatique est très-développé, se résolvent sous l'influence de l'atmosphère marine, des bains chauds et des douches froides d'eau de mer.

On peut prévenir ainsi une foule d'affections graves : le diabète, l'albuminurie, la gravelle même.

Rhumatismes chroniques.

Les bains de mer ou de sable marin, suivant les cas, constituent, avec les adjuvants pharmaceutiques, le traitement le moins usité, mais le meilleur pour les affections de cette nature.

Paralysie, Paraplégie.

Quand l'activité de la cause qui a produit ces maladies est complétement éteinte, on ne trouvera que bénéfice à se transporter aux stations maritimes, où l'on usera des bains de sable chaud et humide, et plus tard des bains ordinaires, mais de courte durée.

Goître.

Après avoir épuisé toutes les ressources de l'art, les médecins, en désespoir de cause, ont conseillé aux goîtreux de s'expatrier. Aucun pays ne saurait mieux convenir à ces infortunés que les côtes de l'Océan. Leur maladie n'y trouvant pas les éléments ordinaires de son développement ne tardera pas à s'atténuer, tout en perdant la puissance de se reproduire chez les descendants.

Syphilis.

On ne peut recommander le bain de mer que pour combattre les accidents tertiaires de cette affection, ainsi que les mauvais effets consécutifs à l'abus ou à l'administration inintelligente de certains remèdes. A ce sujet, voici ce que dit Buchan : « L'irritabilité et la faiblesse de la constitution qui sont fréquemment le résultat de l'usage du mercure sont plutôt guéries par l'air de la mer et les bains, que par tout autre moyen que je connaisse. »

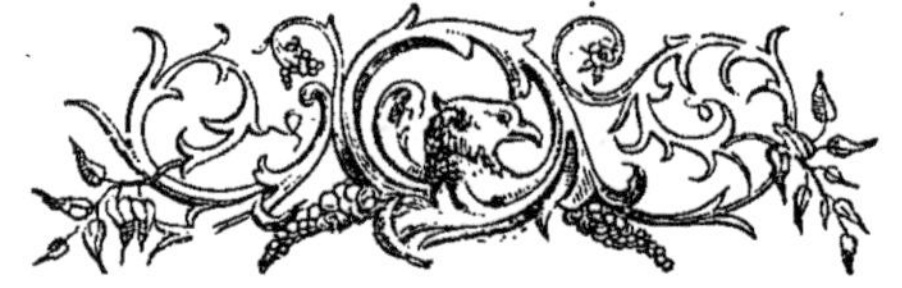

CHAPITRE VIII.

MALADIES AGGRAVÉES

PAR LES BAINS DE MER.

Maladies inflammatoires. — Disposition aux congestions cérébrales. — Pléthore, âge avancé. — Affections organiques du cœur. — Affections des organes respiratoires.— Maladies de la Peau. — Fièvres. — Exception pour certains cas de fièvre intermittente. — Observation intéressante. — La peur contr'indique l'usage des bains de mer.

ous avons passé en revue les maladies que les bains de mer guérissent, celles dont ils confirment la guérison, celles qu'ils atténuent, occupons-nous, pour terminer, de celles qu'ils aggravent.

La connaissance de ces dernières n'est pas la moins importante. C'est par elle, en effet, qu'on évitera des méprises fâcheuses et des accidents graves parfois.

Combien d'infortunés malades, tantôt entraînés par leur inexpérience, tantôt conduits par des guides peu clairvoyants et peut-être trop intéressés, s'exposent tous les jours à devenir les victimes d'une tentative imprudente ou d'une confiance mal placée !

Apprenons donc à connaître les périls, afin de ne pas nous laisser surprendre.

Voici les maladies où les bains de mer sont absolument contr'indiqués.

Maladies inflammatoires.

Quand on songe que tous les organes du corps
humain, soit en totalité, soit en partie, sont susceptibles d'être, à un moment donné, le siége d'une
inflammation, on se fait déjà une idée de la multi-
plicité de maladies qui relèvent de cette condition
morbide. Mais en raison du lieu précis, de l'étendue
plus ou moins grande du point affecté, le degré de
gravité s'élève ou s'abaisse.

Parfois les expressions de l'inflammation sont toutes
locales, et se bornent à l'exaltation de sensibilité, à
la rougeur, à l'ardeur, au gonflement de la région
atteinte ; d'autres fois, aux symptômes précédents
viennent s'adjoindre une élévation générale de la
température, une accélération marquée de la circulation.

Dans tous les cas, la première indication du traitement consiste à ménager l'activité fonctionnelle, à
éviter les impressions violentes. Repos toujours,
absolu ici, et là restreint aux limites du point en-
flammé.

Que les sujets affectés de maladies inflammatoires
le sachent donc bien ; malgré la présence d'autres
causes qui sembleraient les appeler à la mer, qu'ils ne
recourent jamais à elle, avant la cessation complète
d'un état qui en contr'indique absolument l'usage.

Tous les auteurs qui ont traité de cette matière sont
d'accord là-dessus. Et parmi les maladies où les bains
de mer doivent être proscrits, ils notent principale-

ment : le rhumatisme aigu, la goutte, la gastrite ou inflammation de l'estomac, l'inflammation des entrailles et celle de la matrice. Dans un remarquable traité, le docteur Verdo nous dit, empruntant à dessein le langage de la vieille école : « On s'abstiendra avec soin des bains de mer dans les *coliques intestinales* ou *utérines* [1]. »

Disposition aux congestions cérébrales. — Pléthore, âge avancé.

Les personnes qui sont sujettes aux vertiges, aux éblouissements, au tintouin, et enfin, aux bouffées de chaleur fréquentes vers la tête, celles qui sont atteintes d'une congestion chronique déclarée, doivent s'interdire absolument l'usage des bains de mer. Ceux-ci seraient toujours dangereux, malgré toutes les précautions que l'on pourrait prendre, soit par une immersion rapide et complète de la tête, soit même par des affusions continues sur cette région pendant toute la durée du bain.

Deux états favorisent singulièrement cette prédisposition, ce sont la pléthore et l'âge avancé.

Qu'ils se méfient donc des bains de mer, ces individus doués d'une grande puissance d'organisation, dont le teint est toujours fleuri, dont l'embonpoint est plus que satisfaisant, et qui sont d'habitude portés au sommeil ; qu'ils s'en méfient aussi, ces vieillards si sensibles à l'action du froid et chez lesquels la réaction ne s'établit que difficilement !

1. Précis sur les eaux minérales des Pyrénées et de la Gascogne et sur les bains de mer. Paris, librairie Victor Masson.

Affections organiques du cœur.

Le premier effet de l'impression de l'eau froide étant de faire refluer le sang des parties superficielles vers l'intérieur, et surtout vers le Cœur, cet organe central et essentiel de la circulation, il est aisé de comprendre que les sujets atteints d'une lésion qui intéresse ce viscère ne doivent, sous aucun prétexte, recourir aux bains de mer.

Sans compter que l'affection organique, dont ils sont porteurs, s'aggraverait par ce seul fait, il pourrait bien se faire, dans les cas d'anévrisme surtout, qu'un accident terrible et subit accompagnât leur témérité.

Affections des organes respiratoires.

Sauf pour l'asthme nerveux, durant le cours des affections de ce genre, ne faire jamais usage des bains de mer. Dans ces circonstances, ils ne doivent être employés qu'après la guérison de la maladie et pour la confirmer, ainsi que nous l'avons dit plus haut.

Maladies de la peau.

Nuisibles dans la plupart des maladies de la peau, les bains de mer ne seront pratiqués que dans certaines circonstances bien déterminées, et sur l'avis d'un médecin.

Fièvres.

Ces bains sont contr'indiqués dans les diverses variétés de fièvres. Exceptionnellement ils ont rendu quelques services dans certains cas de fièvres intermittentes rebelles.

Nous avons été nous-même juge et témoin d'un de

ces cas, l'été dernier, à Soulac. Le fait vaut la peine qu'on le rapporte.

Le sieur X..., lieutenant, renvoyé d'Afrique, est adressé à l'hôpital de Montpellier pour y être traité d'une fièvre quarte datant de quinze mois environ. Soumis dans cet établissement à l'emploi judicieux de la quinine et des divers fébrifuges connus et vantés pour suppléer à l'insuffisance du spécifique par excellence, cet officier, dont la fièvre persiste nonobstant trois mois de séjour et de traitement, reçoit un congé de convalescence illimité. Les médecins de Montpellier, après leur insuccès, ont estimé que l'air natal est seul capable de rendre la santé à ce fiévreux réfractaire.

Le sieur X... dont la force de tempérament égale l'énergie morale, se rend auprès de sa famille qui habite le Périgord, dans une région où la fièvre est à peu près inconnue.

Trois semaines s'étant écoulées, et la maladie continuant d'aller son train, comme par le passé, il profite, un beau jour, de la période apyrétique pour accompagner un de ses cousins jusqu'à Bordeaux. Arrivés là, les deux jeunes gens s'oublient, et le jour de la fièvre étant arrivé, notre malade le passe dans un lit d'hôtel, sous la garde de son jeune parent. Il n'y paraissait plus rien le lendemain, et nos deux amis, toujours insoucieux, profitent d'un train de plaisir qui les dépose sur la plage de Soulac. Le sieur X..., hésitant dans son état à s'immerger, vint nous demander notre avis.

Mis au courant des péripéties de sa longue et tenace maladie, nous l'engageâmes par prudence à ne pas prendre de bain le jour même, mais à atten-

dre jusqu'au lendemain pour commencer un traitement dont il n'avait pas usé jusque-là, et qui nous
paraissait, vu les cures obtenues dans des cas analogues, offrir de grandes chances de guérison.

Encouragé par nos paroles, le sieur X... se décide
à rester à Soulac, afin de tenter l'épreuve.

Arrivé le dimanche, il ne prend son premier bain
que le lundi à midi. Le jour suivant, jour de fièvre,
l'accès qui me paraît très-violent survient à son heure,
et dure le temps accoutumé; le malade se plaît néanmoins à déclarer qu'il n'a pas ressenti le même
malaise, ni la faiblesse consécutive qu'il éprouvait les
autres fois.

Nouveaux bains le mercredi et le jeudi, de cinq
minutes chacun. Pour la première fois, depuis plus
de dix-huit mois, l'accès qui devait venir le vendredi
manque complétement.

Brusquement rappelé par sa famille, le sieur X...
quitte Soulac en nous promettant de revenir bientôt:
il veut revoir la mer. Après trois semaines, nous rece-
vons une lettre de sa part. L'ingrat a oublié sa pro-
messe et sa bienfaitrice; il nous annonce sa guérison
définitive et son mariage prochain.

Avant de clore ce chapitre, qu'on nous permette de
signaler un état psychologique qui contr'indique, lui
aussi, l'usage des bains de mer : c'est la peur.

Les sujets, chez lesquels on n'aura jamais pu vain-
cre le sentiment de terreur qu'inspire parfois la mer,
ne devront, dans aucun cas, être contraints à l'immersion; le résultat en serait souvent funeste.

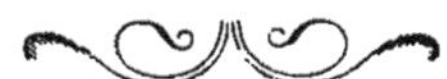

CHAPITRE IX

EXCURSIONS

AUX ENVIRONS DE SOULAC.

Promenades sur la plage ; — à l'Amélie, au Gurp. — Promenades dans la forêt. — Promenades au Verdon. — La Pointe de Graves. — La maison de Graves. — Travaux de la pointe de Graves. — L'Anse des Huttes. — Les Epis. — La Tour de Cordouan.

ES environs de Soulac présentent des distractions variées. C'est d'abord la plage qui invite à la promenade. Des chevaux et des voitures spéciales sont à la disposition des personnes qui redoutent les courses à pied, ou de celles qui se disposent à faire de longues excursions.

Un but charmant, où l'on peut diriger ses pas, est l'*Amélie* qui tire son nom d'un vaisseau échoué dans ses parages depuis de longues années, et dont on voit encore la carcasse enfouie aux trois quarts sous les sables. Trois kilomètres au plus séparent Soulac de l'Amélie, lieu où la plage offre son développement le plus beau.

Les quelques chalets étayés sur la dune semblent absorbés par la contemplation du spectacle que la mer déroule devant eux, tandis qu'un peu plus en arrière, une habitation importante, une superbe villa avec pignons aux angles, regarde de droite et de gauche, par-dessus leurs têtes.

C'est la propriété de M. Gourg, vaillant pionnier, connu dans le pays par ses heureux essais de culture de la dune, par son intelligence des affaires, et mieux que tout ça, par la grâcieuse et large hospitalité qu'il accorde à tous les étrangers qui vont lui rendre visite.

En suivant toujours la plage, à deux kilomètres au-delà de l'Amélie, on arrive au *Gurp*.

Le Gurp est une précieuse station préhistorique que nous avons découverte nous-même, l'an dernier, et que nous recommandons à l'attention de tous les amis de la science. On y a déjà fait de riches trouvailles qui sont allées enrichir le musée des Antiques de Bordeaux.

Le Gurp, qui vu de loin a tout l'aspect d'une falaise, est constitué par un terrain argileux coupé à pic d'une hauteur de près de dix mètres, et dont le sommet forme un plateau longeant la côte sur une distance de 500 mètres environ.

Sa surface, jadis recouverte de sable, est aujourd'hui mise à nu dans une étendue qui doit de plus en plus s'accroître. Ce dernier fait s'explique, et par l'action des vents et par la disposition du lieu. En effet, le sable qu'envoie la mer arrêté au pied de la falaise terreuse ne peut venir au sommet remplacer celui que le vent en balaie constamment vers l'intérieur des

terres. Quoi qu'il en soit, c'est sur la portion découverte de son plateau que nous avons trouvé de magni-
fiques vestiges de l'âge de pierre, en telle abondance
alors, que le sol en était comme jonché. Avec quelques rares poteries grossières, couteaux, poinçons,
grattoirs, crochets, flèches en silex, dont quelques
spécimens taillés ou polis d'une façon remarquable,
s'étalaient sous nos pas.

Tout en faisant une ample moisson de ces trésors
anthropologiques, nous nous écriâmes transporté :
A quelle résurrection assistons-nous !

Là-bas une église, un monument enseveli pendant
des siècles, qui sort du sépulcre ; ici, des armes, des
outils qui ont tenu dans la main de l'homme primitif, et qui reparaissent au grand soleil après avoir
passé cent mille ans dans les ténèbres.

Depuis que nous l'avons signalé, le Gurp est très-
suivi. Aujourd'hui les recherches exigent plus de
temps, plus de peine, car le plus souvent il faut
fouiller le sol ; mais on n'en revient jamais les mains
vides.

Que les amateurs de collections se le tiennent pour
dit : le Gurp vaut à lui seul un voyage à Soulac.

Après la plage, la forêt. Sans allées tracées autres
que les garde-feu, elle est agrémentée de petits sen-
tiers sinueux qui prêtent à l'imprévu. Fourrés épais
par-ci, vastes clairières par-là, plus loin échappées de
vue sur la mer, rien n'y manque, pas même la richesse
d'une flore variée. Les Vergerettes dorées, les Cakiles
et Crambes maritimes, l'OEillet gallique, l'Immortelle
sauvage, la Diotis cotonneuse, plante rare qui partage
avec la précédente le privilége de conserver indéfini-

ment son éclat, aussi l'Éphèdre, puis la Linaire à feuille de thym, enfin la Pancratie maritime, belle Narcissée, se distinguent entre toutes les rares fleurs qu'abrite l'ombre des bois.

Mais si vous voulez admirer la forêt, ne restez pas sur le rivage. Là les arbres, sans cesse exposés au souffle du vent, sont rabougris, décharnés, déchirés, tordus en des poses étranges qui indiquent encore les efforts de la lutte qu'ils ont soutenue avec la tempête. Pénétrez dans les sombres profondeurs, et vous ne tarderez pas à vous trouver en présence d'une végétation puissante où, du milieu d'un fouillis de verdure, des milliers d'arbres se dressent vigoureux, étalant leurs têtes majestueuses.

Un autre but de promenade susceptible de fournir aux baigneurs de Soulac de nouvelles et agréables distractions, c'est le *Verdon*. En quinze minutes le train parcourt la distance qui sépare les deux localités.

Le Verdon, dernière station de la ligne du Médoc, est un village qui, si nous ne nous trompons pas, faisait autrefois partie de la commune de Soulac.

Situé à l'embouchure de la Gironde, il possède un petit port de refuge auquel le chemin de fer et les travaux de la Pointe de Graves ne sauraient manquer de donner tôt ou tard une grande importance. Il est appelé, en outre, à bénéficier de la prospérité de Soulac, dont il est, en quelque sorte, le complément naturel. En effet, c'est au Verdon que devront s'adresser les baigneurs qui aiment les parties de pêches ou les promenades en bateau.

C'est encore au Verdon qu'iront s'embarquer les

touristes désireux d'aller se distraire à Royan. Déjà de bons hôtels y sont ouverts. Sans trop nuire à la bourse, ils donnent ample satisfaction à l'estomac. On y mange notamment d'excellentes huîtres d'un bon marché exceptionnel.

Un chemin de fer à traction de chevaux conduit du Verdon à l'*Anse des Huttes*, à la *Pointe de Graves*, à la *Maison de Graves*.

Cette dernière, ravissante oasis où prospèrent les plantes les plus variées, sert de résidence habituelle aux ingénieurs qui dirigent les travaux qu'on exécute, depuis déjà tant d'années, à l'extrémité de la péninsule médocaine. Ces travaux, qui ont pour objectif de préserver l'embouchure de la Gironde d'un ensablement certain, offrent un caractère grandiose qui révèle le génie de l'homme et qui, en même temps, donne une idée de la violence et de la ténacité du terrible élément avec lequel il est aux prises.

La lutte, qui dure depuis longtemps et qui se terminera, nous l'espérons, par la défaite de l'Océan, présente encore d'émouvantes alternatives de triomphe et d'insuccès.

A la Pointe de Graves, on a construit une digue de 125 mètres de long. Reposant sur le sable qui cède sous le poids, ou que la lame mine et disperse, elle s'affaisse constamment, et de larges fissures déchirent sa masse compacte. On cimente les vides, on rétablit le niveau, et l'on consolide sa base en précipitant dans la mer d'énormes cubes formés de gravats et de béton. Cet affaissement et ces réparations ne s'arrêteront qu'à l'instant précis où le fond de la digue reposera sur la terre solide. Or, les sondages pratiqués donnent la certitude qu'on n'attendra pas longtemps.

A côté de la Pointe de Graves, on a été obligé d'établir d'autres moyens de défense contre l'empiétement croissant de la mer. En effet, celle-ci, arrêtée par la digue de la Pointe, concentrant toute sa violence sur l'endroit le plus bas, creusait l'Anse des Huttes, et s'efforçait de rompre l'étroite bande de sable qui sépare ce point des marais du Verdon, et de former ainsi une seconde embouchure à la Gironde.

De la Pointe jusqu'à Soulac une série d'*épis*, sortes d'éperons reliés entr'eux par des digues transversales, protègent la côte. C'est là que les amateurs en quête d'émotions pourront, par une haute mer, jouir d'un de ces spectacles imposants comme seule en sait donner la nature.

La rage avec laquelle l'Océan se précipite sur le travail de l'homme est telle qu'on est à se demander s'il n'agit pas d'une façon consciente. En face de ces remparts qu'on lui oppose, ses vagues oublient toute mesure ; elles sont brisées, tourmentées, convulsives, fumantes. Son bourdonnement perd tout rhythme ; c'est un roulement sourd, un bruit de tonnerre entrecoupé de crépitations pareilles aux décharges d'artillerie.

D'où viennent ces voix confuses et terrifiantes ? C'est le flot courroucé qui dégorge au milieu des *épis* après s'être brisé sur l'écueil de la Mouclière. C'est épouvantable, mais c'est admirable. Il faut avoir vu et entendu la chose pour s'en rendre compte. On en a éprouvé la sensation, mais il est impossible de la décrire.

Une merveille qu'on ne peut se dispenser d'aller voir quand on vient à Soulac, c'est *Cordouan*, îlot rocheux sur lequel s'élève le phare le plus beau du monde, et le plus vieux après la célèbre Lanterne de Gênes.

Séparé depuis quelques siècles à peine du continent, ce roc inébranlable, toujours fouetté des flots, faisait partie jadis du territoire de Soulac. Par sa position avancée dans l'Océan, il a dû servir de tout temps à guider la marche des navigateurs; et les vaisseaux qui rentraient de nuit à Noviomagus devaient s'avancer sous le rayon des torches qu'on allumait sur quelqu'une de ses cîmes que n'atteignait jamais la mer.

Si l'on consulte l'histoire, on apprend que les premiers fondements du phare actuel ont été jetés par le Prince Noir; que ce fut précisément sur ces fondations, qu'en 1586, Louis de Foix, le même qui fit l'Escurial, posa les assises des deux premiers étages plus tard achevés par son fils; qu'en 1787, l'ingénieur Teulère exhaussa la tour de vingt mètres; et qu'enfin, au commencement du siècle, un dernier architecte finit et éleva le monument tel qu'on le voit aujourd'hui, à soixante-douze mètres au-dessus du niveau de la mer.

Le socle du phare, dont le contour mesure cent mètres, appartient au beau style de la Renaissance. Il repose lui-même sur une sorte de môle ou piédestal solidement maçonné, dont la circonférence est de près d'un demi-kilomètre. Un large couloir circulaire le sépare de constructions latérales hautes d'environ quatre mètres qui bordent et couronnent le piédestal, et où sont disposés, outre les appartements réservés, les chambres des gardiens et divers ateliers.

On n'arrive à la plate-forme sur laquelle est assise la lanterne mobile qu'après avoir gravi un escalier de trois cent vingt-cinq marches.

Chemin faisant, on admire la chambre dite du Roi, où se trouve la statue de Louis de Foix, et au deuxième étage, la chapelle du phare, dont la voûte sonore doit singulièrement prêter aux effets de la musique religieuse.

La lanterne, de forme octogonale, est surmontée d'une calotte et d'une boule en cuivre au milieu de laquelle s'implante un paratonnerre.

Trois personnes à la fois peuvent s'y placer facilement, et goûter l'agrément bizarre d'un *tour de lanterne*.

Mise en mouvement par un système d'horlogerie très-simple, elle exécute sa révolution en huit minutes pendant lesquelles il se produit huit éclipses et huit éclats plus ou moins complets. La durée des éclipses est de quarante secondes, et celle des éclats de vingt seulement.

Son feu est visible jusqu'à cinquante kilomètres. Avant d'atteindre un tel degré de perfection, il a traversé bien des phases, depuis le fanal résineux enfermé dans un grillage, jusqu'au système de Fresnel.

Quatre gardiens, munis de provisions pour la saison d'hiver où les communications avec la terre deviennent rares et difficiles, entretiennent le feu du phare. Chaque année, ils jouissent à tour de rôle d'un congé de trois mois.

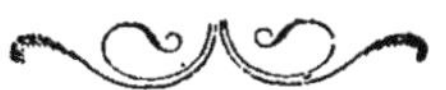

CHAPITRE X.

L'AVENIR DE SOULAC.

Erreurs propagées par les inspecteurs résidents. — De la
nécessité de créer un inspectorat mobile. — Établissements utilitaires fondés par l'État. — Avantages
qu'offre la belle plage de Soulac pour des fondations de
ce genre. — Causes de la célébrité prochaine de Soulac. Le
Néo-Soulac.

ANS parti pris, sans arrière-pensée et sans
exagérations, nous avons exposé les avan-
tages offerts par les bains de mer de Soulac.

Que nos lecteurs sachent bien que toutes nos appré-
ciations sont marquées au coin de la plus complète
indépendance, et fournissent conséquemment cette
garantie d'exactitude que peut seul donner le désin-
téressement.

Il est difficile, en effet, de porter un jugement équi-
table sur une affaire à l'issue de laquelle nos intérêts
sont intimement liés.

On ne saurait être juge et partie.

Ce vieil axiome de droit et de sens commun nous
paraît trop souvent dédaigné, nous l'avouons, par
quelques-uns de nos confrères qui, aveuglés par des

avantages exclusivement personnels, exaltent à tout propos, et même hors de propos, telle station où ils sont installés.

Que se passe-t-il en ce cas ? Devant le public attiré par le tapage, ils se livrent à des démonstrations plus abracadabrantes que scientifiques, se distribuent force horions dont la dignité médicale pâtit, proclament tous les vertus incomparables de leurs postes respectifs, et terminent leur boniment par cette invariable conclusion : « Prenez mon ours. »

Après cela, est-il étonnant que les infortunés malades hésitent et ne sachent où jeter leur dévolu !

Où aller en effet ?... A X... ? Monsieur un tel, médecin de talent en fait les plus grands éloges. Oui, mais un médecin non moins savant en a dit tant de mal ! Placés dans cet état de perplexité, beaucoup s'abstiennent, tandis que d'autres, qui sont parvenus à s'en affranchir, se transportent souvent là où leur maladie ne peut que s'aggraver.

Oh ! dira-t-on, l'opinion publique finit toujours par faire justice de toutes ces exagérations. C'est vrai, mais ce n'est qu'à la longue.

En attendant, la liste des victimes s'accroît.

Comment arrêter le mal, comment faire cesser l'abus ?

Par une intervention de l'État, par la création d'un inspectorat mobile ayant pour mission d'exercer une sorte de surveillance sur les bains de mer, de se rendre à telle station déterminée afin d'y procéder à une véritable enquête, de signaler les points défectueux de celle-ci, d'indiquer les principales améliorations dont celle-là serait susceptible.

Chaque année, l'inspecteur mobile, ou l'inspecteur délégué (le nom ne faisant rien à la chose) adresserait au ministère de l'intérieur un rapport détaillé des travaux qu'il aurait accomplis durant un laps de temps égal.

L'ensemble de ces rapports ne tarderait pas à fournir une collection de sérieux documents, où le public irait puiser des renseignements sûrs qu'il ne peut trouver nulle part aujourd'hui, encore moins dans l'*Annuaire des Eaux* qu'ailleurs.

Une semblable création serait d'autant plus utile, que l'État, qu'il le veuille ou non, est gravement intéressé à la question.

En effet, il est incontestable qu'en France la race s'est affaiblie, et qu'elle tend à s'affaiblir tous les jours davantage.

Il est donc grand temps d'aviser. Il faut sans retard reconnaître, recommander, favoriser l'emploi des moyens aptes à nous retenir sur la pente fatale.

Mais qu'on ne se fasse pas illusion, cette régénération totale, but suprême vers lequel tendent, à l'heure actuelle, tous les esprits droits et les cœurs généreux, ne peut être obtenue que par le relèvement préalable de l'organisme épuisé.

Pour avoir des penseurs, il faut purifier le sang qui anime le cerveau ; pour avoir des soldats il faut raffermir la fibre qui fait battre le cœur. Il faut avant tout guérir et même prévenir le *terrible vice de sang*, signe avant-coureur de la ruine des races.

Or, la mer nous apporte le remède héroïque dont les effets se manifestent avec une promptitude si remarquable chez la femme et chez l'enfant.

Que l'État fonde donc sur nos côtes des écoles, des
lycées, des maisons hospitalières où la femme dont
les ressourcss pécuniaires sont modestes, comme celle
que son mari ne peut accompagner, trouveront asile
et protection ; qu'il fonde tous autres établissements
analogues dont l'utilité sera reconnue.

On comprend du premier coup, sans qu'il soit nécessaire d'insister autrement, quels grands services
serait appelé à rendre, dans de telles circonstances,
l'inspectorat mobile.

Quoi qu'il en soit, des fondations de ce genre
seraient admirablement établies sur les divers points
du parcours qui s'étend du bourg des Olives à l'Amélie, où de vastes terrains appartiennent en propre à
l'État.

C'est là, du reste, sur cette plage de plus de trois
kilomètres, que va s'asseoir la cité nouvelle, la station
balnéaire qui sera bientôt, et à juste titre, classée
parmi les plus célèbres.

La grande difficulté pour les célébrités est de
prendre rang.

D'une façon tacite, les occupants, si peu d'accord
entre eux d'habitude, sentant leurs intérêts menacés,
se concertent pour défendre l'entrée du logis au nouveau venu qui se présente.

Quand il s'agit des hommes, l'aspirant patiente et
espère, car il escompte déjà les vides que la mort ne
manquera pas de faire. Pour les choses, une telle
attente et un tel espoir ne sont plus permis.

Pour entrer il faut enfoncer la porte.

C'est ce qu'est en train de faire Soulac.

Et les stations voisines auront beau jeter leurs

hauts cris, proférer leurs menaces, réunir tous leurs efforts, afin d'écraser l'*intruse*, sous l'autorité et le poids de leurs positions acquises et officielles, la porte s'ouvrira, car elle cède déjà.

C'est que Soulac est mu par une force puissante, une force de premier ordre, une force devant laquelle toutes les autres s'inclinent, par la force des choses.

Pour présider à sa naissance, pour guider ses premiers pas, Soulac n'a pas eu, comme une station voisine, un Péreire qui lui servît de parrain.

Elle n'est pas, la ville naissante, la réalisation d'un rêve, d'un caprice, d'une spéculation financière.

Non. Tout ce qu'elle a, elle ne le doit qu'à l'attrait de sa plage sans rivale, qu'à son air pur, qu'à ses vagues bienfaisantes.

Tous ceux qui y sont allés une fois désirent y revenir. L'impression qu'elle laisse est pour tous et toujours la même.

Les médecins qui l'ont visitée n'ont pas échappé à cette contagion enthousiaste.

Et quelques-uns, tels que les docteurs Amédée de Kérédan, de la Villevielle et Commandré ont éprouvé à son aspect de véritables accès de lyrisme.

Après les transports émus de ces hommes calmes, de ces savants d'habitude si réservés, faut-il s'étonner d'entendre un écrivain distingué, Henri de la Madelène, s'écrier :

« La plage de Soulac est sans rivale au monde, par sa sécurité et son étendue ; pas de ces affreuses méduses, de ces poulpes horribles qui se prélassent à X.. et qui déshonorent son bain : à peine quelques coquillages. La vague vient du large, de la haute mer,

et le baigneur reçoit son baiser énergique sans que
rien l'énerve au passage. Voilà le vrai bain, le bain
de lame, tonique, fortifiant et salutaire, le bain comme
à Dieppe, comme à Trouville avec le galet en moins
et trois kilomètres de plage en plus. En face de la
vague de Soulac, la vague de X... fait sourire.

« Je ne sais si je ne me trompe, mais cette plage
de Soulac est appelée à une fortune certaine.

» Je n'ai passé que quelques jours sur ses bords,
mais elle s'est tellement emparée de mon souvenir,
que je ne cesse pas, pour ainsi dire, de penser à elle. »

Avant d'être fréquentée par les baigneurs, et surtout par les malades, la splendide plage n'était
connue que des seuls touristes.

Sans voies de communication, Soulac, tout voisin
de la Pointe de Graves, était, pour ainsi dire, un pays
perdu ; il fallait être animé de l'esprit de découverte,
de toute l'intrépidité de ces derniers pour oser s'aven-
turer en pareil désert. Et lorsque la route du Verdon
fut ouverte, le public bordelais, que leurs récits
avaient mis en éveil, s'empressa d'en venir vérifier
l'exactitude.

Tributaires naturels de Soulac, les habitants des
bords de la Garonne, et ceux des divers bassins se-
condaires formés par les nombreux affluents de ce
fleuve ne tardèrent pas à suivre l'impulsion donnée.

Mais quel essor nouveau va prendre la charmante
petite ville qu'on nomme déjà la *Perle de l'Océan,*
maintenant que par un chemin de fer elle se rallie à
Bordeaux.

L'avenir de Soulac est assuré ; point n'est besoin
d'être prophète pour le certifier.

Cette prévision se réalisera d'autant plus vite que la question balnéaire est à l'ordre du jour.

Une étude plus approfondie des bains de mer, une appréciation plus saine de la valeur comparée des diverses stations établies, seront infailliblement favorables à celle qui fait l'objet de cette notice, et contribueront à diriger vers elle des baigneurs partis de tous les points de la France.

Alors tout viendra par surcroît.

Quel enchantement !

Vous tous qui connaissez Soulac, vous tous qui l'aimez, penseurs recueillis, poëtes rêveurs, touristes aimables, malades reconnaissants, réjouissez-vous et accourez vite.

Ne voyez-vous pas à l'horizon Soulac qui s'illumine entouré d'une brillante auréole ?

N'entendez-vous pas l'heure solennelle qui sonne ?

Une ville nouvelle va naître.

Regardez encore ! Elle émerge déjà du sein des flots, belle et triomphante comme la Vénus Aphrodite ! !